I0711040

Sommario

Introduzione

Il concetto di dieta antinfiammatoria

La dieta antinfiammatoria è un regime alimentare studiato per ridurre l'infiammazione nel corpo attraverso l'assunzione di cibi che hanno proprietà antinfiammatorie e l'evitamento di quelli che possono provocare o aggravare l'infiammazione. Il concetto di base è semplice: alcuni alimenti possono contribuire a creare o alleviare uno stato di infiammazione nel nostro organismo, e scegliere cosa mangiare può influenzare significativamente il nostro benessere.

L'infiammazione è una risposta naturale del corpo a lesioni o infezioni, ma può diventare un problema quando è cronica. L'infiammazione cronica è legata a numerose malattie come l'artrite, le malattie cardiache, il diabete e alcune forme di cancro. Riducendo l'infiammazione, non solo possiamo alleviare i sintomi di queste condizioni, ma anche migliorare il nostro stato di salute generale.

La dieta antinfiammatoria si basa su una combinazione di principi della dieta mediterranea e di altre diete tradizionali che promuovono il consumo di cibi freschi e non processati. Uno degli aspetti chiave di questa dieta è l'enfasi su frutta, verdura, noci, semi, pesce, e olio d'oliva. Questi alimenti sono ricchi di nutrienti come antiossidanti, acidi grassi omega-3 e fibre, che hanno dimostrato di avere effetti benefici sull'infiammazione.

Un elemento fondamentale della dieta antinfiammatoria è l'assunzione di grassi sani. Gli acidi grassi omega-3, che si trovano principalmente nel pesce azzurro come salmone, sgombro e sardine, sono noti per le loro proprietà antinfiammatorie. Questi grassi aiutano a bilanciare i livelli di omega-6, che sono più comuni nella dieta moderna e possono contribuire all'infiammazione se consumati in eccesso. Oltre al pesce, anche l'olio di lino e le noci sono ottime fonti di omega-3.

La frutta e la verdura colorata sono un altro pilastro della dieta antinfiammatoria. I colori vivaci di questi alimenti indicano la presenza di antiossidanti, che aiutano a combattere i radicali liberi nel corpo. I radicali liberi sono molecole instabili che possono danneggiare le cellule e contribuire all'infiammazione. Consumare una varietà di frutta e verdura di diversi colori assicura l'assunzione di una vasta gamma di antiossidanti, ciascuno con benefici specifici. Ad esempio, i mirtilli sono ricchi di antociani, un tipo di antiossidante che può migliorare la funzione cerebrale e ridurre l'infiammazione.

Oltre agli alimenti da includere, la dieta antinfiammatoria consiglia di limitare o evitare cibi che possono promuovere l'infiammazione. Questi includono zuccheri raffinati, farine raffinate, grassi trans e oli vegetali raffinati. Gli zuccheri aggiunti, in particolare, possono aumentare i livelli di glucosio nel sangue e promuovere l'infiammazione. Inoltre, un'eccessiva assunzione di carboidrati raffinati può portare a un aumento di peso, che è un altro fattore di rischio per l'infiammazione cronica.

Un'altra componente importante della dieta antinfiammatoria è il consumo moderato di proteine, preferibilmente da fonti magre. Oltre al pesce, altre buone fonti di proteine includono pollame, legumi e tofu. Le proteine sono essenziali per il mantenimento della massa muscolare e per il funzionamento del sistema immunitario, ma è importante scegliere fonti che non aggiungano troppi grassi saturi alla dieta.

Le spezie e le erbe aromatiche sono spesso trascurate, ma possono essere potenti alleate nella lotta contro l'infiammazione. Curcuma, zenzero, cannella e aglio non solo aggiungono sapore ai piatti, ma contengono anche composti bioattivi che possono ridurre l'infiammazione. La curcumina, il principale composto attivo della curcuma, è nota per le sue proprietà antinfiammatorie e antiossidanti. L'inclusione di queste spezie nella dieta quotidiana può offrire benefici significativi.

Un altro aspetto della dieta antinfiammatoria riguarda l'importanza della regolarità e della moderazione. Mantenere un equilibrio tra i diversi nutrienti e non esagerare con le porzioni è cruciale per prevenire l'infiammazione. Mangiare regolarmente piccoli pasti ricchi di nutrienti può aiutare a mantenere stabili i livelli di zucchero nel sangue e a evitare i picchi di fame, che possono portare a scelte alimentari poco salutari.

L'adozione di una dieta antinfiammatoria non deve essere vista come una rinuncia, ma piuttosto come un'opportunità per esplorare nuovi alimenti e ricette. L'accento su cibi freschi e non processati può portare a una maggiore consapevolezza alimentare e a una dieta più varia e interessante. Inoltre, seguire questa dieta può essere compatibile con una vita sociale attiva, specialmente durante l'estate, quando è possibile approfittare della vasta gamma di frutta e verdura di stagione.

Infine, è importante sottolineare che la dieta antinfiammatoria non è una soluzione miracolosa o una cura per tutte le malattie. Tuttavia, può essere una componente significativa di uno stile di vita sano e un passo importante verso il miglioramento del benessere generale. Integrando una dieta equilibrata con altri aspetti di uno stile di vita sano, come l'esercizio fisico regolare e una buona gestione dello stress, è possibile ottenere benefici duraturi.

In sintesi, il concetto di dieta antinfiammatoria ruota attorno alla scelta consapevole degli alimenti, preferendo quelli che possono aiutare a ridurre l'infiammazione e promuovere la salute. Con un approccio equilibrato e flessibile, questa dieta può essere adattata alle esigenze e ai gusti individuali, rendendo più facile e piacevole mantenere abitudini alimentari salutari.

Perché scegliere una dieta antinfiammatoria?

Optare per una dieta antinfiammatoria può sembrare una scelta impegnativa, ma i benefici che ne derivano possono ripagare ampiamente lo sforzo. Per molte donne, la motivazione principale è il miglioramento della salute generale e la prevenzione di malattie legate all'infiammazione cronica. Tuttavia, ci sono molti altri motivi per adottare questo stile alimentare, specialmente considerando le sfide quotidiane e le esigenze specifiche del pubblico femminile.

Uno dei vantaggi principali della dieta antinfiammatoria è la sua capacità di promuovere il benessere a lungo termine. L'infiammazione cronica è un processo silenzioso che può danneggiare il corpo nel tempo, portando a una serie di problemi di salute, tra cui malattie cardiovascolari, diabete di tipo 2 e alcuni tipi di cancro. Riducendo l'infiammazione attraverso la dieta, è possibile non solo prevenire queste condizioni ma anche migliorare la qualità della vita, mantenendo un corpo più sano e più resistente alle malattie.

Un altro motivo per scegliere una dieta antinfiammatoria è il suo effetto positivo sull'energia e sul benessere generale. Molte persone, soprattutto dopo un periodo di vacanze o festività, si sentono appesantite e prive di energia. Questo può essere dovuto all'accumulo di tossine nel corpo e alla presenza di infiammazione. Una dieta ricca di alimenti freschi e non processati aiuta a depurare l'organismo, favorendo una sensazione di leggerezza e vitalità. Alimenti come frutta, verdura, noci e semi forniscono vitamine, minerali e antiossidanti essenziali, che possono migliorare l'umore e aumentare l'energia.

Inoltre, seguire una dieta antinfiammatoria può aiutare a gestire il peso in modo sano e sostenibile. Molte donne lottano con il controllo del peso, specialmente in periodi in cui è facile indulgere in cibi ricchi di zuccheri e grassi. La dieta antinfiammatoria, con il suo focus su cibi integrali e nutrienti, aiuta a regolare l'appetito e a evitare i picchi di zucchero nel sangue che possono portare a voglie incontrollate. Mangiare regolarmente pasti bilanciati, ricchi di fibre e proteine, aiuta a sentirsi sazi più a lungo e a evitare spuntini non salutari.

Un aspetto spesso trascurato della dieta antinfiammatoria è il suo potenziale impatto positivo sulla pelle. L'infiammazione può manifestarsi in vari modi, inclusi problemi della pelle come acne, rosacea e invecchiamento precoce. Una dieta ricca di antiossidanti e grassi sani può contribuire a migliorare l'aspetto della pelle, rendendola più luminosa e sana. Ad esempio, gli acidi grassi omega-3 presenti nel pesce e nei semi di lino sono noti per le loro proprietà anti-infiammatorie e possono aiutare a mantenere la pelle idratata e elastica.

Un altro vantaggio significativo della dieta antinfiammatoria riguarda la salute mentale. Numerosi studi hanno dimostrato che l'infiammazione cronica può influire negativamente sulla salute mentale, contribuendo a condizioni come ansia e depressione. Mangiare cibi che riducono l'infiammazione può aiutare a migliorare l'umore e la funzione cognitiva. Nutrienti come gli omega-3, le vitamine del gruppo B e i flavonoidi, che si trovano in abbondanza in questa dieta, sono stati collegati a una riduzione dei sintomi depressivi e a un miglioramento della memoria e della concentrazione.

Un altro motivo pratico per scegliere una dieta antinfiammatoria è la sua flessibilità e adattabilità. Non si tratta di una dieta rigida o restrittiva, ma di un approccio alimentare che può essere adattato alle esigenze individuali e alle preferenze personali. Questo è particolarmente importante per le donne che hanno una vita frenetica e devono conciliare molte responsabilità. La dieta antinfiammatoria offre una varietà di opzioni alimentari, rendendo più facile trovare cibi che piacciano e che si adattino al proprio stile di vita.

La dieta antinfiammatoria è anche un'opportunità per educare e sensibilizzare su una corretta alimentazione. Molte donne cercano di fare scelte alimentari più sane per sé e per le proprie famiglie, ma possono sentirsi confuse da informazioni contrastanti. Questo tipo di dieta, focalizzandosi su alimenti naturali e nutrienti, fornisce una guida chiara su cosa è benefico per il corpo. Inoltre, coinvolgere i propri cari nella preparazione di pasti sani può essere un modo divertente e educativo per passare del tempo insieme e promuovere abitudini alimentari salutari per tutta la famiglia.

Inoltre, scegliere una dieta antinfiammatoria può avere un impatto positivo sull'ambiente. Riducendo il consumo di cibi processati e optando per alimenti freschi e locali, si può contribuire a ridurre l'impronta ecologica. Questo è un aspetto sempre più importante per molte persone, che cercano di fare scelte più sostenibili e responsabili per il pianeta. Mangiare più frutta e verdura di stagione, ad esempio, non solo è benefico per la salute, ma supporta anche l'agricoltura locale e riduce l'uso di risorse naturali.

Infine, adottare una dieta antinfiammatoria può essere una forma di cura di sé. Prendersi il tempo per scegliere con cura ciò che si mangia, preparare pasti nutrienti e ascoltare il proprio corpo sono atti di amore verso se stessi. Questo approccio alimentare non riguarda solo il controllo dell'infiammazione, ma anche l'adozione di uno stile di vita più consapevole e rispettoso verso il proprio corpo. È un invito a prendersi cura di sé, a prestare attenzione alle proprie esigenze e a fare scelte che supportano il benessere a lungo termine.

In conclusione, scegliere una dieta antinfiammatoria offre una moltitudine di benefici, che vanno dal miglioramento della salute fisica alla promozione del benessere mentale, passando per una maggiore consapevolezza ambientale e un profondo senso di cura di sé. È un percorso alimentare che può arricchire la vita in molti modi, fornendo non solo un approccio pratico alla gestione dell'infiammazione, ma anche una filosofia di vita che abbraccia la salute e il benessere in senso più ampio.

Benefici specifici durante l'estate

L'estate è una stagione particolarmente favorevole per adottare una dieta antinfiammatoria, grazie alla vasta disponibilità di frutta e verdura fresca e al clima che incoraggia uno stile di vita attivo. Per molte donne, l'estate rappresenta un periodo di relax e di svago, ma può anche essere un momento in cui è più facile indulgere in eccessi alimentari. In questo contesto, seguire una dieta antinfiammatoria può aiutare a mantenere l'equilibrio, favorendo il benessere generale senza rinunciare al piacere di mangiare.

Uno dei principali benefici di seguire una dieta antinfiammatoria durante l'estate è la facilità con cui è possibile integrare cibi freschi e nutrienti nella propria alimentazione. L'abbondanza di frutta e verdura di stagione rende più semplice scegliere alimenti ricchi di antiossidanti e vitamine, che aiutano a combattere l'infiammazione. Ad esempio, le fragole, i mirtilli e le ciliegie, tipici frutti estivi, sono ottime fonti di antiossidanti come la vitamina C e i flavonoidi. Questi composti non solo contribuiscono a ridurre l'infiammazione, ma sono anche importanti per la salute della pelle, proteggendola dai danni del sole e favorendo una carnagione luminosa.

Un altro vantaggio significativo della dieta antinfiammatoria in estate è la possibilità di godere di pasti leggeri e rinfrescanti. Con il caldo, è naturale desiderare cibi freschi e idratanti, e questo si sposa perfettamente con l'approccio antinfiammatorio. Insalate colorate, smoothies nutrienti e piatti a base di pesce fresco sono tutte opzioni che non solo rinfrescano, ma apportano anche nutrienti essenziali. Ad esempio, un'insalata con avocado, pomodori e olio d'oliva è non solo deliziosa, ma anche ricca di grassi sani e antiossidanti.

Inoltre, l'estate offre numerose opportunità per essere attivi all'aperto, e una dieta antinfiammatoria può supportare un'attività fisica regolare. Mangiare cibi che riducono l'infiammazione aiuta a migliorare la recupero muscolare e a prevenire le infiammazioni articolari, che possono essere un ostacolo per chi desidera mantenersi attivo. Ad esempio, le proteine magre e i grassi sani possono aiutare a mantenere la massa muscolare e fornire l'energia necessaria per attività come il nuoto, il ciclismo o le escursioni.

L'estate è anche un momento in cui molte persone partecipano a pranzi, cene e barbecue. Questi eventi sociali possono rappresentare una sfida per chi cerca di mantenere una dieta sana, ma la dieta antinfiammatoria offre molte opzioni per partecipare senza sentirsi esclusi. È possibile preparare piatti gustosi e salutari che soddisfino sia il palato che le esigenze nutrizionali. Ad esempio, spiedini di verdure grigliate con un po' di pollo o pesce possono essere una scelta leggera e saporita. Anche le salse possono essere adattate in chiave antinfiammatoria, utilizzando ingredienti come yogurt greco, erbe aromatiche e spezie come il curry e il cumino.

Un altro aspetto positivo della dieta antinfiammatoria durante l'estate è la promozione dell'idratazione. Con il caldo, è fondamentale mantenere il corpo ben idratato, e consumare cibi ricchi di acqua può contribuire significativamente. Anguria, cetrioli e meloni sono esempi di alimenti che possono aiutare a mantenere un buon livello di idratazione. Inoltre, è possibile arricchire l'acqua con fette di limone, menta fresca o bacche per un tocco di sapore senza zuccheri aggiunti.

La dieta antinfiammatoria può anche contribuire a migliorare la qualità del sonno, che spesso può essere disturbato durante i mesi estivi a causa del caldo e delle giornate più lunghe. Mangiare cibi che contengono magnesio, come le noci e i semi, può aiutare a rilassare i muscoli e migliorare il riposo notturno. Un sonno di qualità è essenziale per la salute generale e può aiutare a ridurre lo stress, che è un fattore che può contribuire all'infiammazione.

Inoltre, adottare una dieta antinfiammatoria in estate può essere un'opportunità per esplorare nuovi sapori e ricette. L'estate è una stagione di abbondanza e varietà, e sperimentare con nuovi ingredienti e piatti può essere un modo divertente per mantenere viva la motivazione verso uno stile di vita sano. Provare nuovi frutti esotici, verdure di stagione o piatti a base di pesce può rendere i pasti più interessanti e stimolanti.

Infine, seguire una dieta antinfiammatoria in estate può avere un impatto positivo anche sul benessere mentale. L'estate è spesso associata a momenti di relax e di tempo libero, e prendersi cura di sé attraverso l'alimentazione può amplificare questi effetti benefici. Scegliere cibi che supportano la salute del cervello, come quelli ricchi di omega-3 e antiossidanti, può aiutare a migliorare l'umore e ridurre i livelli di stress. Inoltre, dedicare del tempo alla preparazione di pasti salutari può essere un atto di cura di sé, contribuendo a creare un senso di equilibrio e serenità.

In conclusione, l'estate rappresenta un momento ideale per adottare una dieta antinfiammatoria grazie alla disponibilità di cibi freschi e nutrienti, alle opportunità di attività fisica e alla possibilità di esplorare nuovi sapori. I benefici specifici che questa dieta può offrire durante i mesi estivi vanno dal miglioramento della salute fisica e mentale alla promozione di un benessere generale. Con un approccio flessibile e consapevole, è possibile godere dei piaceri dell'estate senza compromettere la salute, mantenendo un equilibrio che supporta un benessere duraturo.

Comprendere l'infiammazione e la dieta

Cosa è l'infiammazione?

L'infiammazione è una risposta naturale del nostro corpo a lesioni, infezioni o altri stimoli dannosi. È un processo complesso che coinvolge il sistema immunitario e che, sebbene spesso percepito come negativo, è essenziale per la guarigione e la protezione dell'organismo. Tuttavia, quando l'infiammazione diventa cronica, può portare a una serie di problemi di salute. In questo paragrafo, esploreremo cosa sia l'infiammazione, come funziona nel corpo e quali sono le differenze tra infiammazione acuta e cronica.

L'infiammazione è, in sostanza, una risposta difensiva del corpo. Quando una parte del nostro corpo viene danneggiata, che sia a causa di un trauma fisico, di un'infezione batterica o virale, o di una sostanza irritante, il sistema immunitario risponde inviando cellule e molecole specifiche nella zona colpita. Questo processo mira a eliminare l'agente dannoso, riparare i tessuti danneggiati e ripristinare il normale funzionamento dei tessuti. Uno degli aspetti più comuni dell'infiammazione è il gonfiore, spesso accompagnato da arrossamento, calore e dolore nella zona interessata.

L'infiammazione acuta è una reazione temporanea che si verifica rapidamente e dura poco tempo. È una parte essenziale della guarigione e solitamente si risolve da sola una volta che l'agente dannoso è stato eliminato. Ad esempio, se ci tagliamo un dito, l'area intorno alla ferita può diventare rossa e gonfia, segno che il corpo sta inviando cellule del sistema immunitario per combattere eventuali infezioni e iniziare il processo di riparazione. In questo caso, l'infiammazione è benefica e necessaria.

Tuttavia, non tutte le infiammazioni sono benefiche. L'infiammazione cronica è un tipo di risposta infiammatoria che può persistere per settimane, mesi o addirittura anni. A differenza dell'infiammazione acuta, l'infiammazione cronica non è una risposta a una minaccia immediata e non sempre porta a una risoluzione positiva. Può essere causata da una serie di fattori, tra cui infezioni persistenti, malattie autoimmuni, esposizione a sostanze irritanti o un'alimentazione non equilibrata. L'infiammazione cronica è associata a molte malattie croniche come l'artrite reumatoide, le malattie cardiache, il diabete di tipo 2 e alcune forme di cancro.

È importante notare che l'infiammazione cronica può essere subdola e non sempre presenta sintomi evidenti. Mentre l'infiammazione acuta è facile da riconoscere per i segni visibili come gonfiore e dolore, l'infiammazione cronica può agire silenziosamente, danneggiando i tessuti e gli organi nel tempo. Questo tipo di infiammazione è spesso rilevato solo attraverso esami medici specifici, come test del sangue che misurano i livelli di marker infiammatori.

La dieta e lo stile di vita giocano un ruolo cruciale nella modulazione dell'infiammazione. Alcuni alimenti e abitudini possono promuovere l'infiammazione, mentre altri possono ridurla. Ad esempio, una dieta ricca di zuccheri raffinati, grassi trans e cibi processati può aumentare i livelli di infiammazione nel corpo. Al contrario, una dieta ricca di frutta, verdura, noci, semi e pesce può aiutare a ridurre l'infiammazione. L'esercizio fisico regolare, il mantenimento di un peso sano e la gestione dello stress sono altrettanto importanti per mantenere l'infiammazione sotto controllo.

È interessante notare come l'infiammazione sia una sorta di doppio filo: mentre è essenziale per la difesa e la guarigione del corpo, può diventare pericolosa se non viene regolata correttamente. Questa dualità rende importante capire come funziona l'infiammazione e come possiamo gestirla attraverso le nostre scelte quotidiane.

La conoscenza dell'infiammazione è particolarmente rilevante per le donne, che possono sperimentare cambiamenti infiammatori in diverse fasi della vita. Ad esempio, durante la gravidanza, il corpo di una donna subisce numerosi cambiamenti, inclusi quelli immunologici e infiammatori, per proteggere sia la madre che il feto. Anche la menopausa può influenzare i livelli di infiammazione, con cambiamenti nei livelli ormonali che possono aumentare il rischio di infiammazione cronica.

Oltre a questi aspetti biologici, le donne spesso si trovano a gestire lo stress quotidiano di conciliare lavoro, famiglia e altre responsabilità. Lo stress cronico è un fattore noto che può contribuire all'infiammazione, rendendo ancora più importante adottare strategie di gestione dello stress come la meditazione, il yoga o semplicemente prendere del tempo per sé.

Infine, è importante sottolineare che la gestione dell'infiammazione non riguarda solo la dieta o lo stile di vita, ma richiede un approccio olistico che considera tutti gli aspetti della salute e del benessere. Questo include la qualità del sonno, la salute mentale, le relazioni sociali e l'accesso a cure mediche adeguate. Ogni donna ha un'esperienza unica e individuale dell'infiammazione e delle sue conseguenze, ed è essenziale che ogni approccio sia personalizzato e adattato alle esigenze specifiche.

In sintesi, l'infiammazione è una componente fondamentale della nostra risposta immunitaria, con il potere di guarire e proteggere il corpo. Tuttavia, quando diventa cronica, può trasformarsi in un fattore di rischio per numerose malattie. Comprendere cosa sia l'infiammazione, come si manifesta e come può essere gestita è essenziale per mantenere una buona salute e prevenire complicazioni a lungo termine. Attraverso scelte consapevoli riguardo all'alimentazione, all'attività fisica e allo stile di vita, è possibile mantenere l'infiammazione sotto controllo e promuovere un benessere ottimale.

Infiammazione acuta vs. cronica

L'infiammazione è una risposta complessa del nostro sistema immunitario a vari stimoli, e può manifestarsi in due forme principali: acuta e cronica. Questi due tipi di infiammazione, pur condividendo alcune caratteristiche di base, differiscono significativamente in termini di durata, cause e impatti sul corpo. In questo paragrafo, esploreremo le differenze tra infiammazione acuta e cronica, aiutando a comprendere come ciascuna possa influenzare la salute in modi diversi e quali strategie possono essere adottate per gestirle efficacemente.

Infiammazione acuta: una risposta immediata e temporanea

L'infiammazione acuta è la risposta immediata del corpo a lesioni, infezioni o altre situazioni che richiedono una rapida azione di guarigione. È un processo di breve durata, solitamente caratterizzato da sintomi evidenti come arrossamento, gonfiore, calore e dolore nell'area colpita. Questi segni sono il risultato di un aumento del flusso sanguigno e della permeabilità dei vasi sanguigni, che permette l'afflusso di cellule immunitarie, nutrienti e altre sostanze necessarie per combattere l'infezione e riparare i tessuti danneggiati.

Un esempio comune di infiammazione acuta è il gonfiore che si verifica dopo una puntura d'insetto o una ferita. In questi casi, il sistema immunitario si attiva per rimuovere eventuali patogeni e avviare la guarigione. Sebbene i sintomi dell'infiammazione acuta possano essere fastidiosi, essi indicano che il corpo sta lavorando per proteggersi e guarire. Normalmente, una volta risolta la causa scatenante, l'infiammazione acuta si attenua e i tessuti tornano alla normalità.

Infiammazione cronica: una minaccia silenziosa e persistente

Al contrario, l'infiammazione cronica è una risposta infiammatoria prolungata che può durare mesi o anni. A differenza dell'infiammazione acuta, l'infiammazione cronica può non presentare sintomi evidenti e può persistere anche dopo che il fattore scatenante originale è stato eliminato. Questo tipo di infiammazione è spesso subdolo e può danneggiare i tessuti e gli organi in modo graduale, portando a una serie di problemi di salute a lungo termine.

Le cause dell'infiammazione cronica possono variare. Può essere innescata da infezioni persistenti, malattie autoimmuni in cui il sistema immunitario attacca i tessuti sani del corpo, o da esposizione continua a sostanze irritanti, come il fumo di sigaretta o l'inquinamento. Inoltre, uno stile di vita non salutare, caratterizzato da una dieta ricca di cibi processati, una scarsa attività fisica e livelli elevati di stress, può contribuire allo sviluppo e al mantenimento dell'infiammazione cronica.

Un esempio di infiammazione cronica è l'artrite reumatoide, una malattia autoimmune in cui il sistema immunitario attacca le articolazioni, causando dolore e danni articolari. Un altro esempio è l'aterosclerosi, una condizione in cui l'infiammazione cronica delle arterie può portare all'accumulo di placca, aumentando il rischio di malattie cardiache. Questi esempi illustrano come l'infiammazione cronica possa essere non solo fastidiosa ma anche potenzialmente pericolosa per la salute generale.

Distinzione tra i due tipi di infiammazione: segni e sintomi

Mentre l'infiammazione acuta e cronica condividono alcuni meccanismi di base, la loro manifestazione nel corpo è diversa. L'infiammazione acuta tende ad essere localizzata e associata a sintomi visibili e tangibili, come il gonfiore e il dolore in una zona specifica. Al contrario, l'infiammazione cronica è spesso più diffusa e può non essere associata a sintomi evidenti. In molti casi, le persone possono non essere consapevoli di avere un'infiammazione cronica finché non si manifestano complicazioni più gravi.

Un altro aspetto importante è che l'infiammazione acuta è di solito autolimitante: una volta che la minaccia è stata eliminata, il processo infiammatorio si arresta e il corpo inizia a guarire. Tuttavia, nell'infiammazione cronica, il processo infiammatorio può persistere anche in assenza di una minaccia evidente, continuando a danneggiare i tessuti. Questo continuo stato di infiammazione può indebolire il

sistema immunitario e rendere il corpo più suscettibile ad
altre malattie.

Gestione e prevenzione dell'infiammazione

La gestione dell'infiammazione, sia acuta che cronica, è fondamentale per mantenere una buona salute. Per l'infiammazione acuta, il trattamento può includere riposo, applicazione di ghiaccio, compressione e elevazione dell'area colpita (metodo RICE), nonché l'uso di farmaci antinfiammatori se necessario. Questi metodi aiutano a ridurre il gonfiore e il dolore, promuovendo al contempo la guarigione.

Per quanto riguarda l'infiammazione cronica, la prevenzione e la gestione richiedono un approccio più olistico e a lungo termine. Una dieta equilibrata e ricca di alimenti antinfiammatori, come frutta, verdura, pesce ricco di omega-3 e noci, è essenziale. Evitare cibi che possono promuovere l'infiammazione, come zuccheri raffinati, grassi trans e alimenti altamente processati, è altrettanto importante. Inoltre, l'attività fisica regolare, la gestione dello stress attraverso tecniche come la meditazione o lo yoga, e il mantenimento di un peso sano sono tutti aspetti cruciali per ridurre l'infiammazione cronica.

Un'altra componente fondamentale nella gestione dell'infiammazione cronica è il monitoraggio della propria salute. Effettuare controlli regolari con il medico, eseguire esami del sangue per misurare i marker infiammatori e mantenere una comunicazione aperta con i professionisti della salute sono passi importanti per identificare e gestire l'infiammazione cronica prima che possa portare a complicazioni più gravi.

In sintesi, mentre l'infiammazione acuta è una risposta benefica e necessaria del corpo a lesioni o infezioni, l'infiammazione cronica rappresenta una minaccia più insidiosa e a lungo termine per la salute. Comprendere le differenze tra questi due tipi di infiammazione e adottare misure appropriate per gestirli può fare una grande differenza nel mantenere il benessere generale. Per le donne, in particolare, che affrontano cambiamenti fisiologici e stress unici, è essenziale essere consapevoli dell'importanza di uno stile di vita sano e di una dieta antinfiammatoria per prevenire e ridurre l'infiammazione cronica. Con una cura adeguata e un'attenzione costante alla propria salute, è possibile gestire efficacemente l'infiammazione e godere di una vita più sana e felice.

Come l'alimentazione influisce sull'infiammazione

L'alimentazione gioca un ruolo cruciale nel determinare i livelli di infiammazione nel nostro corpo. Ciò che mangiamo non solo fornisce l'energia necessaria per le attività quotidiane, ma può anche influenzare in modo significativo la nostra salute a lungo termine. In questo paragrafo, esploreremo come diversi alimenti possono promuovere o ridurre l'infiammazione, offrendo una guida pratica per fare scelte alimentari consapevoli e salutari.

Il potere antinfiammatorio dei nutrienti

Alcuni alimenti sono noti per le loro proprietà antinfiammatorie grazie alla presenza di nutrienti specifici. Ad esempio, gli **acidi grassi omega-3**, presenti in pesci come il salmone e le sardine, così come nei semi di lino e nelle noci, sono noti per la loro capacità di ridurre l'infiammazione. Questi grassi sani agiscono bilanciando i livelli di omega-6, che, se assunti in eccesso, possono promuovere l'infiammazione. Integrare nella propria dieta una buona quantità di omega-3 è quindi fondamentale per mantenere un equilibrio sano.

Le **fibre alimentari** sono un altro componente essenziale che può aiutare a ridurre l'infiammazione. Le fibre si trovano principalmente in frutta, verdura, legumi e cereali integrali. Oltre a promuovere una buona digestione, le fibre aiutano a mantenere stabili i livelli di zucchero nel sangue, riducendo così il rischio di infiammazione cronica. Una dieta ricca di fibre può anche supportare un microbioma intestinale sano, che è strettamente collegato alla regolazione dell'infiammazione nel corpo.

Antiossidanti e polifenoli: i guerrieri contro l'infiammazione

Gli **antiossidanti** sono composti che aiutano a proteggere le cellule dai danni causati dai radicali liberi, molecole instabili che possono danneggiare i tessuti e promuovere l'infiammazione. Frutta e verdura colorate sono particolarmente ricche di antiossidanti. Ad esempio, i **mirtilli** contengono antociani, potenti antiossidanti che possono aiutare a ridurre l'infiammazione. Anche verdure come spinaci, broccoli e cavolo riccio sono eccellenti fonti di antiossidanti.

I **polifenoli**, presenti in alimenti come tè verde, cioccolato fondente, uva e frutti di bosco, sono un'altra classe di composti con effetti antinfiammatori. Questi nutrienti possono aiutare a modulare il sistema immunitario e a ridurre la produzione di molecole infiammatorie. Il consumo regolare di alimenti ricchi di polifenoli può quindi contribuire a mantenere sotto controllo l'infiammazione.

Alimenti che promuovono l'infiammazione

Non tutti gli alimenti sono benefici per l'infiammazione; alcuni possono addirittura aggravarla. Gli **zuccheri raffinati** e i **carboidrati semplici**, come quelli presenti in dolci, bevande zuccherate e pane bianco, possono causare picchi nei livelli di zucchero nel sangue. Questi picchi possono innescare una risposta infiammatoria e contribuire a problemi come l'aumento di peso, che è un altro fattore di rischio per l'infiammazione cronica.

I **grassi trans**, che si trovano in molti alimenti processati e fritti, sono noti per i loro effetti negativi sulla salute. Questi grassi non solo aumentano il rischio di malattie cardiache, ma possono anche promuovere l'infiammazione. È quindi importante leggere le etichette degli alimenti e limitare l'assunzione di prodotti contenenti grassi trans.

Anche **gli oli vegetali raffinati**, come l'olio di mais e l'olio di soia, possono essere problematici. Questi oli sono ricchi di omega-6, un tipo di grasso che, se consumato in eccesso rispetto agli omega-3, può contribuire all'infiammazione. Bilanciare l'assunzione di omega-6 e omega-3 è quindi cruciale per mantenere l'infiammazione sotto controllo.

Il ruolo dell'alimentazione nella gestione dell'infiammazione

Capire come l'alimentazione influisce sull'infiammazione è essenziale per fare scelte alimentari informate. Ad esempio, scegliere alimenti integrali rispetto a quelli raffinati, aumentare il consumo di frutta e verdura e integrare nella dieta grassi sani come l'olio d'oliva e il pesce possono aiutare a ridurre l'infiammazione. Allo stesso tempo, limitare gli alimenti processati e ricchi di zuccheri può contribuire a mantenere il corpo in uno stato di equilibrio.

Un aspetto importante da considerare è la **varietà** nella dieta. Assicurarsi di consumare una vasta gamma di alimenti ricchi di nutrienti non solo fornisce tutti i nutrienti essenziali, ma aiuta anche a prevenire l'infiammazione cronica. Ogni gruppo di alimenti offre benefici unici, e diversificare l'alimentazione è un modo efficace per massimizzare i benefici antinfiammatori.

Stile di vita e alimentazione: un binomio inseparabile

L'alimentazione è solo una parte dell'equazione. Anche lo **stile di vita** gioca un ruolo fondamentale nella gestione dell'infiammazione. Oltre a mangiare in modo sano, è importante mantenere un'attività fisica regolare, dormire a sufficienza e gestire lo stress. Questi fattori possono influenzare significativamente i livelli di infiammazione nel corpo. Ad esempio, lo stress cronico può aumentare i livelli di cortisolo, un ormone che può promuovere l'infiammazione.

Un **approccio olistico** alla gestione dell'infiammazione considera tutti questi aspetti, creando un piano personalizzato che tenga conto delle esigenze specifiche di ogni individuo. Questo è particolarmente rilevante per le donne, che possono attraversare diverse fasi della vita con esigenze nutrizionali e fisiche uniche.

In conclusione, l'alimentazione ha un impatto significativo sull'infiammazione nel corpo. Scegliere alimenti ricchi di nutrienti benefici e limitare quelli che possono promuovere l'infiammazione è fondamentale per mantenere un equilibrio sano e prevenire malattie croniche. Un'alimentazione consapevole e variata, combinata con uno stile di vita sano, può fare una grande differenza nel migliorare la qualità della vita e promuovere il benessere a lungo termine. Per le donne, che affrontano sfide uniche e cambiamenti fisiologici nel corso della vita, una dieta antinfiammatoria può rappresentare un importante alleato nella ricerca di una salute ottimale.

Linee guida della dieta antinfiammatoria

Alimenti da includere

In una dieta antinfiammatoria, la scelta degli alimenti è fondamentale per supportare la salute e prevenire l'infiammazione cronica. Includere cibi ricchi di nutrienti e composti benefici può fare una grande differenza nel migliorare il benessere generale e ridurre il rischio di malattie legate all'infiammazione. In questa sezione, esploreremo diversi gruppi di alimenti che dovrebbero essere parte integrante di una dieta antinfiammatoria, focalizzandoci su come ciascuno di essi può contribuire al benessere.

Frutta e verdura: fonti di antiossidanti e fibre

La frutta e la verdura sono essenziali in qualsiasi dieta equilibrata, ma sono particolarmente importanti in una dieta antinfiammatoria. Questi alimenti sono ricchi di antiossidanti, che aiutano a combattere i radicali liberi nel corpo e a ridurre l'infiammazione. Inoltre, sono una fonte preziosa di fibre, che promuovono una digestione sana e aiutano a mantenere stabili i livelli di zucchero nel sangue.

Frutti di bosco, come mirtilli, fragole e lamponi, sono particolarmente ricchi di antociani, un tipo di antiossidante che ha dimostrato di avere proprietà antinfiammatorie. Agrumi, come arance e pompelmi, forniscono vitamina C, che è un potente antiossidante e supporta il sistema immunitario. Anche le verdure a foglia verde, come spinaci, cavolo riccio e bietole, sono eccellenti per la loro alta concentrazione di vitamine e minerali, tra cui vitamina K e magnesio, che possono aiutare a modulare l'infiammazione.

Grassi sani: essenziali per la salute

I grassi sani sono una componente cruciale di una dieta antinfiammatoria. Non tutti i grassi sono dannosi; infatti, alcuni tipi di grassi sono essenziali per il funzionamento del corpo e possono aiutare a ridurre l'infiammazione. Gli acidi grassi omega-3, in particolare, sono noti per i loro effetti benefici. Si trovano in abbondanza nel pesce grasso come salmone, sgombro e sardine, oltre che nei semi di lino, nelle noci e nell'olio di lino.

L'olio d'oliva extra vergine è un altro grasso salutare che dovrebbe essere incluso nella dieta quotidiana. Ricco di acidi grassi monoinsaturi e polifenoli, l'olio d'oliva ha dimostrato di avere effetti antinfiammatori e benefici per la salute cardiaca. Gli avocado sono un'altra eccellente fonte di grassi sani, oltre a fornire fibre e potassio.

Proteine magre: nutrienti e versatili

Le proteine sono essenziali per la costruzione e la riparazione dei tessuti, oltre a sostenere una serie di altre funzioni corporee. In una dieta antinfiammatoria, è importante scegliere fonti di proteine magre, che forniscono i nutrienti necessari senza eccesso di grassi saturi. Il pesce, in particolare il pesce grasso ricco di omega-3, è una delle migliori opzioni.

Oltre al pesce, anche il pollame senza pelle, come pollo e tacchino, è una buona fonte di proteine magre. Le carni bianche sono generalmente più basse in grassi saturi rispetto alle carni rosse. Per chi preferisce una dieta vegetariana o vegana, i legumi come lenticchie, ceci e fagioli sono eccellenti fonti di proteine vegetali. Sono anche ricchi di fibre, che aiutano a stabilizzare i livelli di zucchero nel sangue e a mantenere una buona salute digestiva.

Cereali integrali: energia e nutrienti

I cereali integrali sono un'importante fonte di carboidrati complessi, fibre, vitamine e minerali. A differenza dei cereali raffinati, che perdono molte delle loro proprietà nutritive durante la lavorazione, i cereali integrali mantengono intatte tutte le parti del chicco, inclusi il germe e la crusca.

L'avena, il riso integrale, la quinoa e l'orzo sono tutti ottimi esempi di cereali integrali che possono essere inclusi nella dieta quotidiana. Questi alimenti non solo forniscono energia duratura, ma aiutano anche a mantenere un buon equilibrio glicemico, riducendo così il rischio di infiammazione. Inoltre, le fibre contenute nei cereali integrali favoriscono una digestione sana e possono aiutare a prevenire disturbi digestivi.

Spezie ed erbe aromatiche: sapore e benefici per la salute

Le spezie e le erbe aromatiche non solo aggiungono sapore ai piatti, ma offrono anche numerosi benefici per la salute. La curcuma, con il suo principio attivo curcumina, è nota per le sue potenti proprietà antinfiammatorie e antiossidanti. È spesso utilizzata nella cucina asiatica e può essere aggiunta a zuppe, stufati e piatti a base di riso.

Lo zenzero è un'altra spezia con proprietà antinfiammatorie, utile per alleviare il dolore articolare e migliorare la digestione. L'aglio e la cipolla contengono composti sulfurei che possono aiutare a ridurre l'infiammazione e migliorare la salute del cuore. Le erbe fresche, come basilico, prezzemolo e coriandolo, sono ricche di antiossidanti e possono essere utilizzate per arricchire i piatti in modo sano e gustoso.

Bevande salutari: idratazione e nutrienti

Infine, non dimentichiamo l'importanza delle bevande nella dieta antinfiammatoria. Oltre all'acqua, che è essenziale per mantenere l'idratazione, ci sono altre bevande che possono offrire benefici antinfiammatori. Il tè verde, ad esempio, è ricco di catechine, un tipo di antiossidante che può aiutare a ridurre l'infiammazione. Anche il tè alle erbe, come quello al zenzero o alla camomilla, può essere utile per calmare l'infiammazione e migliorare la digestione.

Includere una varietà di alimenti nutrienti nella dieta quotidiana è fondamentale per sostenere la salute e ridurre l'infiammazione. Frutta e verdura ricche di antiossidanti, grassi sani come quelli degli omega-3, proteine magre, cereali integrali e spezie benefiche sono tutti componenti chiave di una dieta antinfiammatoria. Facendo scelte alimentari consapevoli e bilanciate, è possibile migliorare il benessere generale e prevenire le malattie croniche legate all'infiammazione.

Alimenti da evitare

In una dieta antinfiammatoria, è fondamentale non solo sapere quali alimenti includere, ma anche quali evitare per prevenire o ridurre l'infiammazione cronica. Alcuni cibi e ingredienti possono infatti contribuire all'infiammazione nel corpo, aggravando condizioni preesistenti o aumentando il rischio di sviluppare malattie infiammatorie. In questa sezione, esploreremo i principali alimenti e gruppi di alimenti che è consigliabile limitare o eliminare per promuovere una salute ottimale e ridurre l'infiammazione.

Zuccheri raffinati e dolcificanti artificiali: il nemico dolce

Gli zuccheri raffinati, presenti in molti dolci, bevande zuccherate e prodotti da forno, sono tra i principali responsabili dell'aumento dell'infiammazione nel corpo. Questi zuccheri, spesso nascosti in cibi processati, possono causare picchi di glucosio nel sangue, seguiti da rapide discese, creando un ciclo di aumento e riduzione di zucchero nel sangue che può portare a infiammazione e stress ossidativo. Questo processo può anche contribuire all'aumento di peso, che è un ulteriore fattore di rischio per l'infiammazione.

I dolcificanti artificiali, pur essendo privi di calorie, possono avere effetti negativi sul metabolismo e sul microbioma intestinale. Alcuni studi suggeriscono che questi dolcificanti possono alterare la composizione del microbioma, favorendo l'infiammazione. Per chi desidera dolcificare i propri cibi in modo più salutare, è consigliabile usare alternative naturali come il miele o lo sciroppo d'acero, ma sempre con moderazione.

Grassi trans e oli vegetali raffinati: un rischio nascosto

I grassi trans sono grassi artificiali creati attraverso un processo di idrogenazione, che solidifica gli oli vegetali liquidi. Questi grassi sono comunemente presenti in cibi fritti, prodotti da forno commerciali, margarine e snack confezionati. I grassi trans sono particolarmente dannosi per la salute poiché aumentano i livelli di colesterolo LDL (colesterolo cattivo) e riducono i livelli di colesterolo HDL (colesterolo buono), promuovendo l'infiammazione e aumentando il rischio di malattie cardiache. Evitare i grassi trans è quindi essenziale per chi segue una dieta antinfiammatoria.

Gli oli vegetali raffinati, come l'olio di mais, l'olio di soia e l'olio di semi di cotone, sono spesso ricchi di acidi grassi omega-6. Sebbene questi acidi grassi siano essenziali per il corpo, un eccesso rispetto agli omega-3 può promuovere l'infiammazione. In molte diete moderne, l'assunzione di omega-6 è significativamente superiore a quella di omega-3, creando uno squilibrio che può favorire l'infiammazione. È consigliabile utilizzare oli più sani come l'olio d'oliva o l'olio di cocco, che contengono grassi monoinsaturi e saturi rispettivamente.

Carne rossa e carni lavorate: una scelta da moderare

Il consumo di carne rossa e carni lavorate è stato collegato a un aumento dell'infiammazione e a un maggiore rischio di malattie croniche come malattie cardiache, diabete di tipo 2 e alcuni tipi di cancro. Le carni lavorate, in particolare, contengono spesso alti livelli di sodio, conservanti e additivi chimici che possono irritare il sistema digestivo e contribuire all'infiammazione.

La carne rossa, come il manzo e il maiale, contiene grassi saturi che, se consumati in eccesso, possono aumentare i livelli di colesterolo e promuovere l'infiammazione. Tuttavia, non è necessario eliminare completamente la carne rossa dalla dieta; il consumo moderato, preferendo tagli magri e limitando la frequenza, può essere una scelta più salutare. Per chi cerca alternative, il pesce, il pollame e le proteine vegetali sono opzioni eccellenti.

Cibi altamente processati: nutrienti persi e infiammazione guadagnata

I cibi altamente processati sono spesso poveri di nutrienti essenziali e ricchi di ingredienti che possono promuovere l'infiammazione. Questi alimenti, che includono snack confezionati, cibi pronti e fast food, sono spesso carichi di zuccheri aggiunti, grassi malsani e sodio. Inoltre, la lavorazione intensiva a cui sono sottoposti può ridurre il contenuto di fibre e nutrienti benefici, lasciando prodotti che forniscono poche sostanze nutritive ma molte calorie vuote.

Consumare regolarmente cibi altamente processati può portare a un aumento di peso, che è un noto fattore di rischio per l'infiammazione cronica. Inoltre, gli additivi chimici e i conservanti presenti in questi alimenti possono avere effetti negativi sulla salute a lungo termine, contribuendo a disturbi digestivi e a un aumento dell'infiammazione.

Alcol: moderazione è la chiave

Il consumo di alcol può avere un effetto duale sull'infiammazione. Mentre il consumo moderato di alcuni tipi di alcol, come il vino rosso, può avere benefici antinfiammatori grazie alla presenza di composti come i polifenoli, l'eccesso di alcol può promuovere l'infiammazione. L'alcol in eccesso può danneggiare il fegato, un organo cruciale per la disintossicazione e la regolazione dell'infiammazione, e può anche irritare il tratto gastrointestinale, portando a infiammazioni e problemi digestivi.

È importante mantenere il consumo di alcol entro limiti moderati, che generalmente si considerano come un bicchiere al giorno per le donne e due per gli uomini. Le persone con condizioni di salute preesistenti o che assumono farmaci dovrebbero consultare il proprio medico riguardo al consumo di alcol.

Evitare o limitare l'assunzione di determinati alimenti può fare una grande differenza nella gestione dell'infiammazione e nel miglioramento della salute generale. Gli zuccheri raffinati, i grassi trans, gli oli vegetali raffinati, la carne rossa e lavorata, i cibi altamente processati e l'eccesso di alcol sono tutti fattori che possono contribuire all'infiammazione cronica. Prendere decisioni alimentari consapevoli e preferire cibi freschi, naturali e minimamente processati è essenziale per ridurre l'infiammazione e promuovere un benessere duraturo. In questo modo, è possibile godere di una dieta varia e gustosa che supporta una salute ottimale.

Importanza dell'idratazione

L'idratazione è un aspetto cruciale ma spesso sottovalutato della salute generale e del benessere, e gioca un ruolo fondamentale anche nella gestione dell'infiammazione. Mantenere un adeguato livello di idratazione è essenziale per una vasta gamma di funzioni corporee, dalla regolazione della temperatura corporea alla digestione, passando per la lubrificazione delle articolazioni. In questa sezione, esploreremo l'importanza dell'idratazione, i benefici di una corretta assunzione di liquidi e alcuni consigli pratici per mantenere un buon livello di idratazione quotidiana.

Acqua: l'elemento essenziale della vita

L'acqua è il componente principale del corpo umano, costituendo circa il 60% del peso corporeo di un adulto. È coinvolta in quasi tutte le funzioni vitali del corpo, rendendola un elemento essenziale per la vita. Una corretta idratazione aiuta a mantenere il volume del sangue, facilitando così il trasporto di nutrienti e ossigeno alle cellule e l'eliminazione delle tossine attraverso i reni. Inoltre, l'acqua è fondamentale per la digestione, poiché aiuta a dissolvere i nutrienti e a trasportarli dove sono necessari.

Disidratazione e infiammazione: un legame pericoloso

La disidratazione può avere effetti negativi significativi sul corpo e può contribuire all'infiammazione. Quando il corpo non riceve abbastanza acqua, il volume del sangue diminuisce, il che può portare a una maggiore concentrazione di tossine nel sangue e a una riduzione dell'efficacia della risposta immunitaria. Inoltre, la disidratazione può causare un aumento della produzione di proteine infiammatorie, aggravando così l'infiammazione cronica.

La disidratazione può anche influire negativamente sulla salute delle articolazioni e dei muscoli. L'acqua è necessaria per mantenere la cartilagine nelle articolazioni morbida e flessibile. Senza una adeguata idratazione, la cartilagine può deteriorarsi più rapidamente, aumentando il rischio di infiammazione e dolore articolare. Allo stesso modo, i muscoli privi di acqua possono diventare più suscettibili a crampi e affaticamento.

Benefici di una corretta idratazione

Mantenere un adeguato livello di idratazione offre numerosi benefici per la salute. Oltre a migliorare la funzione cardiovascolare e la capacità del corpo di eliminare le tossine, una buona idratazione supporta anche la funzione cognitiva. Il cervello è altamente sensibile ai livelli di idratazione, e anche una lieve disidratazione può influire negativamente sull'umore, sulla concentrazione e sulla memoria.

Un altro beneficio chiave dell'idratazione è la sua capacità di sostenere la salute della pelle. La pelle ben idratata appare più elastica e luminosa, mentre la disidratazione può rendere la pelle secca e incline a irritazioni. L'acqua aiuta anche a mantenere l'equilibrio elettrolitico nel corpo, essenziale per la regolazione della pressione sanguigna e per il corretto funzionamento dei nervi e dei muscoli.

Consigli pratici per una buona idratazione

Per mantenere una buona idratazione, è importante bere regolarmente durante la giornata, anche quando non si ha sete. La sete è un segnale che il corpo invia quando è già leggermente disidratato, quindi è meglio prevenire raggiungendo uno stato di idratazione ottimale.

a quantità di acqua necessaria può variare in base a diversi fattori, tra cui l'età, il sesso, il livello di attività fisica e il clima. Una regola generale è quella di bere almeno otto bicchieri d'acqua al giorno, ma può essere necessario di più in caso di esercizio fisico intenso o temperature elevate. È utile portare sempre con sé una bottiglia d'acqua riutilizzabile per ricordarsi di bere regolarmente.

Oltre all'acqua, anche altre bevande possono contribuire all'idratazione. Il tè verde e le tisane sono ottime opzioni, poiché offrono anche benefici aggiuntivi grazie ai loro antiossidanti naturali. Anche il latte e i succhi di frutta naturali possono contribuire all'apporto di liquidi, ma è importante scegliere opzioni senza zuccheri aggiunti.

Idratazione attraverso gli alimenti

Oltre alle bevande, molti alimenti possono contribuire significativamente all'assunzione di liquidi. Frutta e verdura contengono una grande quantità di acqua e possono essere un modo gustoso per migliorare l'idratazione. Cocomero, cetrioli, zucchine, pomodori e fragole sono esempi di alimenti con un alto contenuto di acqua.

Incorporare questi alimenti nella dieta quotidiana non solo aiuta a mantenere l'idratazione, ma fornisce anche vitamine, minerali e antiossidanti essenziali. Una dieta ricca di frutta e verdura può contribuire a ridurre l'infiammazione grazie alla presenza di nutrienti benefici e antiossidanti.

Attenzione alle bevande diuretiche

È importante essere consapevoli del fatto che alcune bevande possono avere un effetto diuretico, aumentando la produzione di urina e potenzialmente portando a una perdita di liquidi. Bevande come caffè e tè nero contengono caffeina, che può avere effetti diuretici se consumata in grandi quantità. Sebbene non sia necessario eliminare completamente queste bevande, è importante consumarle con moderazione e bilanciarle con un'adeguata assunzione di acqua.

Anche le bevande alcoliche possono avere un effetto diuretico e, se consumate in eccesso, possono contribuire alla disidratazione. È importante moderare l'assunzione di alcol e assicurarsi di bere acqua insieme alle bevande alcoliche per mantenere l'equilibrio dei liquidi.

L'idratazione è un elemento chiave per mantenere una buona salute e prevenire l'infiammazione. Bere abbastanza acqua e consumare alimenti ricchi di acqua è essenziale per supportare le funzioni corporee, migliorare la salute della pelle, sostenere la funzione cognitiva e prevenire il dolore articolare. Mantenere un'adeguata idratazione può anche aiutare a regolare l'appetito e migliorare la digestione. Con alcuni semplici accorgimenti, come portare con sé una bottiglia d'acqua, consumare una varietà di frutta e verdura e moderare il consumo di bevande diuretiche, è possibile mantenere un livello ottimale di idratazione e promuovere il benessere generale.

Dieta antinfiammatoria in estate

Alimentazione leggera e fresca

L'estate è una stagione che invita al relax, alla leggerezza e alla freschezza. Con il caldo e le giornate più lunghe, è naturale desiderare cibi più leggeri e facili da digerire, che non appesantiscano eccessivamente. Un'alimentazione leggera e fresca non solo si adatta meglio al clima estivo, ma può anche aiutare a mantenere un senso di benessere generale, evitando la sensazione di pesantezza e gonfiore che può accompagnare pasti più ricchi e pesanti. In questa sezione, esploreremo come scegliere alimenti leggeri e nutrienti che siano adatti alla stagione estiva, mantenendo un approccio antinfiammatorio e salutare.

L'importanza della freschezza e della stagionalità

In estate, la freschezza degli alimenti diventa ancora più importante. Scegliere frutta e verdura di stagione non solo garantisce il massimo del sapore e dei nutrienti, ma supporta anche una dieta più sostenibile. Gli alimenti di stagione sono spesso più economici e freschi, poiché non devono essere trasportati per lunghe distanze. Questo significa anche che sono raccolti al massimo della loro maturazione, offrendo il miglior profilo nutrizionale possibile.

Frutta estiva: dolcezza naturale e idratazione

La frutta è una componente essenziale di un'alimentazione estiva leggera e fresca. Frutti come **anguria, melone, pesche, albicocche e fragole** sono non solo deliziosi, ma anche estremamente idratanti. L'alto contenuto di acqua in questi frutti aiuta a mantenere l'idratazione durante le calde giornate estive, oltre a fornire vitamine e antiossidanti importanti per combattere i radicali liberi e ridurre l'infiammazione.

Un'ottima idea per un pasto leggero è una **macedonia di frutta** fresca, magari con un po' di menta fresca per un tocco di freschezza in più. Le macedonie non solo sono facili da preparare, ma possono essere personalizzate con una varietà di frutti per variare i sapori e i benefici nutrizionali.

Per una colazione estiva leggera, uno smoothie a base di frutta fresca, yogurt naturale e un po' di miele può essere una scelta nutriente e rinfrescante.

Verdure estive: croccanti e nutrienti

Le **verdure** sono altrettanto importanti in una dieta estiva. Verdure come **zucchine, peperoni, cetrioli, pomodori e lattuga** sono perfette per creare insalate croccanti e nutrienti. Questi ortaggi sono ricchi di fibre, vitamine e minerali, e possono essere consumati crudi o leggermente cotti per mantenere al massimo i loro nutrienti.

Le **insalate** sono un'opzione ideale per i pasti estivi, poiché possono essere preparate in anticipo e personalizzate in mille modi. Aggiungere **proteine magre** come pollo grigliato, tofu, o legumi come ceci o fagioli, può trasformare una semplice insalata in un pasto completo e bilanciato. Inoltre, l'uso di **oli sani** come l'olio d'oliva extra vergine per i condimenti non solo migliora il sapore ma aggiunge anche grassi monoinsaturi benefici per il cuore.

Proteine leggere e versatili

In estate, è preferibile optare per **fonti di proteine più leggere** e facilmente digeribili. Il **pesce**, in particolare il pesce azzurro come il salmone, lo sgombro e le sardine, è un'ottima scelta. Non solo è ricco di acidi grassi omega-3, ma è anche facile da cucinare e può essere preparato in molti modi diversi, come grigliato, al forno o in insalata.

Anche il **pollo** e il **tacchino** sono opzioni valide per pasti leggeri. Queste carni magre possono essere grigliate, arrostite o utilizzate in insalate fredde. Per chi preferisce una dieta vegetariana o vegana, i **legumi** e i **prodotti a base di soia** come il tofu sono eccellenti fonti di proteine. Questi possono essere utilizzati in una varietà di piatti, dai curry alle insalate fredde.

Grassi sani e nutrienti

Anche se si cerca di mangiare leggero, è importante includere **grassi sani** nella dieta. Gli **avocado**, ad esempio, sono ricchi di grassi monoinsaturi e sono perfetti in insalate o come base per guacamole. Anche le **noci** e i **semi**, come semi di chia e semi di lino, possono essere aggiunti a insalate o yogurt per un tocco di croccantezza e un apporto extra di nutrienti.

Bevande rinfrescanti e salutari

In estate, mantenere una buona idratazione è fondamentale. Oltre all'acqua, ci sono molte altre bevande che possono aiutare a rinfrescarsi e a mantenere l'idratazione. Il **tè verde freddo** è una bevanda eccellente, ricca di antiossidanti e con un leggero effetto stimolante. Anche le **tisane fredde**, come quelle a base di menta o camomilla, possono essere un'ottima scelta.

Per chi cerca qualcosa di più dolce, i **frullati** sono una soluzione versatile. Possono essere preparati con una base di frutta fresca, yogurt o latte vegetale, e arricchiti con verdure come spinaci per un extra di nutrienti. I **frullati** non solo sono rinfrescanti, ma possono anche essere un modo gustoso per consumare una varietà di frutta e verdura.

Evitare pasti pesanti e grassi

Durante l'estate, è consigliabile evitare pasti pesanti e ricchi di grassi saturi. Questi cibi non solo possono essere più difficili da digerire, ma possono anche contribuire a una sensazione di pesantezza e affaticamento. È meglio optare per pasti più piccoli e frequenti, che possono aiutare a mantenere i livelli di energia costanti e a prevenire picchi di zucchero nel sangue.

Cucinare in modo semplice e veloce

Il caldo estivo spesso scoraggia dal passare troppo tempo in cucina. Pertanto, è utile scegliere metodi di cottura semplici e veloci, come grigliare, cuocere al vapore o preparare piatti freddi. Questi metodi non solo risparmiano tempo, ma aiutano anche a preservare i nutrienti degli alimenti.

Un'alimentazione leggera e fresca è perfetta per affrontare l'estate con energia e benessere. Scegliere frutta e verdura di stagione, proteine magre, grassi sani e bevande rinfrescanti può aiutare a mantenere un'alimentazione equilibrata e nutriente. Evitare cibi pesanti e grassi, e preferire metodi di cottura semplici, non solo migliora la digestione ma contribuisce anche a mantenere una sensazione di leggerezza e vitalità. Con un po' di creatività e pianificazione, è possibile godersi pasti deliziosi e salutari per tutta l'estate.

Semplicità e velocità in cucina

L'estate è una stagione in cui molte persone desiderano passare meno tempo ai fornelli e più tempo all'aperto, godendosi il bel tempo e le attività all'aria aperta. Per questo motivo, la semplicità e la velocità nella preparazione dei pasti diventano fondamentali. Un'alimentazione leggera e fresca, come descritto nel paragrafo precedente, può essere facilmente integrata con ricette semplici e veloci, che permettono di mangiare sano senza dedicare troppo tempo alla cucina. In questa sezione, esploreremo diverse strategie e idee per semplificare la preparazione dei pasti estivi, mantenendo un'alimentazione equilibrata e nutriente.

Pianificazione e preparazione anticipata

Uno dei modi migliori per semplificare la cucina estiva è la **pianificazione dei pasti**. Prendersi un po' di tempo all'inizio della settimana per pianificare i pasti può fare una grande differenza. Questo aiuta non solo a risparmiare tempo durante la settimana, ma anche a fare una spesa più efficiente, evitando acquisti inutili e sprechi.

La **preparazione anticipata** è un'altra strategia utile. Alcuni ingredienti, come le verdure per le insalate o le proteine come pollo e tofu, possono essere preparati in anticipo e conservati in frigorifero. Questo permette di avere già pronte le basi per diversi piatti, rendendo la preparazione dei pasti rapida e senza stress. Ad esempio, tagliare e lavare le verdure per l'insalata all'inizio della settimana consente di avere sempre a portata di mano ingredienti freschi per pasti veloci.

Ricette semplici e versatili

Durante l'estate, è importante avere a disposizione **ricette semplici** che non richiedano lunghi tempi di preparazione o cottura. Piatti come le **insalate**, i **panini** e i **wraps** sono facili da preparare e possono essere personalizzati con una varietà di ingredienti. Le insalate, in particolare, offrono infinite possibilità di combinazione, permettendo di variare ogni giorno con diverse verdure, proteine e condimenti.

Un'altra idea per pasti veloci sono le **ciotole di cereali** o "bowl". Questi piatti consistono in una base di cereali, come quinoa o riso integrale, con aggiunta di proteine, verdure fresche e una salsa leggera. Le bowl non solo sono nutrienti, ma sono anche un ottimo modo per utilizzare avanzi di cibo, riducendo gli sprechi.

Cottura rapida e metodi alternativi

La **cottura rapida** è essenziale per i pasti estivi. Metodi come la **griglia**, la **padella antiaderente** e il **forno a microonde** sono ideali per cucinare rapidamente senza riscaldare troppo la cucina. La griglia, in particolare, è perfetta per cucinare carne, pesce e verdure in modo semplice e gustoso. Grigliare il cibo non solo è veloce, ma aggiunge anche un sapore affumicato delizioso senza necessità di aggiungere grassi.

Il **forno a microonde** è un altro alleato in cucina, utile per riscaldare cibi preparati in anticipo o per cucinare verdure a vapore in pochi minuti. Questo metodo è particolarmente utile per preparare contorni veloci e salutari senza dover accendere il forno o il fornello.

Utilizzare ingredienti freschi e di stagione

Utilizzare **ingredienti freschi e di stagione** è non solo più sano, ma anche più veloce. Frutta e verdura di stagione sono al massimo del loro sapore e dei nutrienti, e spesso richiedono poca o nessuna preparazione. Ad esempio, una semplice **insalata di pomodori freschi** con olio d'oliva e basilico è un piatto estivo perfetto, pronto in pochi minuti.

Anche i **frutti di mare** freschi sono un'opzione eccellente per pasti rapidi. Gamberi, cozze e calamari possono essere cucinati in pochi minuti e aggiunti a insalate o serviti con un contorno di verdure grigliate. La loro preparazione veloce li rende ideali per chi cerca di minimizzare il tempo in cucina.

Snack e spuntini salutari

Durante l'estate, è comune avere meno appetito per i pasti completi e preferire **snack e spuntini leggeri**. È importante avere a disposizione opzioni salutari che siano facili da preparare e soddisfacenti. **Frutta fresca, yogurt naturale con frutti di bosco, verdure tagliate con hummus** e **noci** sono ottimi esempi di spuntini nutrienti.

Preparare **snack fatti in casa** come barrette di cereali o muffin integrali può essere un'altra soluzione per avere sempre qualcosa di sano a portata di mano. Questi snack possono essere preparati in anticipo e conservati per tutta la settimana, offrendo una soluzione pratica per quando si ha voglia di qualcosa di dolce o salato.

Bevande rinfrescanti e nutrienti

Le **bevande** sono una parte importante della dieta estiva. Oltre all'acqua, che rimane la scelta migliore per mantenere l'idratazione, ci sono molte altre opzioni che possono essere preparate in modo semplice e veloce. I **frullati** e i **smoothie** sono un'ottima scelta, poiché permettono di combinare frutta, verdura e proteine in una sola bevanda rinfrescante. Aggiungere un po' di yogurt o latte vegetale, insieme a frutta fresca e magari un po' di verdura come spinaci, crea una bevanda nutriente e saziante.

Anche il **tè freddo** fatto in casa è una bevanda rinfrescante e salutare. Preparare una brocca di tè verde o di tisana alla menta e conservarla in frigorifero offre una soluzione pronta per dissetarsi durante la giornata. Per chi preferisce una bevanda più dolce, un po' di miele o succo di frutta naturale può aggiungere un tocco di dolcezza senza ricorrere a zuccheri raffinati.

Gestione dei tempi e delle risorse

Infine, la gestione del tempo e delle risorse è essenziale per una cucina estiva semplice e veloce. Utilizzare elettrodomestici come il **frullatore**, il **robot da cucina** e la **pentola a pressione** può ridurre significativamente i tempi di preparazione. Anche organizzare la dispensa in modo efficiente, tenendo a portata di mano gli ingredienti di base, facilita la preparazione dei pasti.

Preparare pasti in quantità maggiori e congelare le porzioni in eccesso è un'altra strategia utile. Questo permette di avere sempre a disposizione pasti pronti da riscaldare, riducendo la necessità di cucinare ogni giorno. Inoltre, pianificare pasti che utilizzano ingredienti simili può aiutare a ottimizzare l'uso degli ingredienti e a ridurre gli sprechi.

L'estate è il momento perfetto per semplificare la cucina e godersi pasti leggeri, freschi e veloci. Con un po' di pianificazione e organizzazione, è possibile preparare piatti deliziosi e nutrienti senza trascorrere ore in cucina. Scegliere ricette semplici, utilizzare ingredienti freschi e di stagione, e sfruttare metodi di cottura rapidi sono tutte strategie che permettono di mantenere un'alimentazione equilibrata e sana, anche durante i mesi più caldi.

Come gestire pranzi e cene fuori

Durante l'estate, è comune partecipare a pranzi e cene fuori, sia in ristoranti che in occasioni sociali come barbecue, feste in giardino e picnic. Questi momenti sono occasioni speciali per socializzare e godersi il bel tempo, ma possono rappresentare una sfida per chi cerca di mantenere un'alimentazione sana e antinfiammatoria. Tuttavia, con alcune semplici strategie, è possibile godere di questi eventi senza compromettere la propria dieta e il benessere. In questa sezione, esploreremo alcuni consigli pratici su come gestire pranzi e cene fuori, facendo scelte alimentari consapevoli e bilanciate.

Scelta consapevole dei ristoranti

Quando si esce a mangiare, la scelta del ristorante può fare una grande differenza. Optare per ristoranti che offrono menù con opzioni salutari è un buon inizio. Molti ristoranti ora indicano nei loro menù piatti a basso contenuto calorico, vegetariani o senza glutine, facilitando le scelte per chi segue una dieta specifica. È utile anche scegliere ristoranti che utilizzano ingredienti freschi e di stagione, poiché questi piatti tendono ad essere più nutrienti e meno elaborati.

Prima di uscire, può essere utile dare un'occhiata al menù online, se disponibile. In questo modo, è possibile pianificare in anticipo cosa ordinare e evitare di essere influenzati da scelte meno salutari una volta seduti al tavolo. Inoltre, non esitare a chiedere al personale del ristorante di adattare i piatti secondo le tue esigenze, ad esempio chiedendo condimenti a parte o sostituendo contorni meno salutari con insalate o verdure.

Porzioni moderate e condivisione

Un altro aspetto da considerare quando si mangia fuori è la dimensione delle porzioni. Le porzioni servite nei ristoranti possono essere molto più grandi di quelle che si consumerebbero a casa, il che può portare a mangiare più del necessario. Una strategia semplice per gestire le porzioni è ordinare antipasti come piatti principali o dividere il piatto con un amico. Questo non solo aiuta a controllare l'apporto calorico, ma permette anche di gustare una varietà di sapori senza sentirsi troppo pieni.

Inoltre, non è obbligatorio finire tutto quello che c'è nel piatto. Se ci si sente sazi, chiedere di portare a casa ciò che rimane è una buona pratica. Questo può essere un modo piacevole per avere un pasto già pronto per il giorno successivo, riducendo anche gli sprechi alimentari.

Scegliere con attenzione le bevande

Le bevande possono essere una fonte nascosta di calorie e zuccheri aggiunti. Bevande alcoliche, bibite gassate e cocktail possono rapidamente aggiungere calorie inutili al pasto. È preferibile optare per acqua, tè non zuccherato o bevande a basso contenuto calorico. Se si desidera bere alcolici, moderazione è la chiave. Un bicchiere di vino o una piccola birra possono essere gustati, ma è importante bere acqua accanto per mantenere l'idratazione e ridurre il rischio di disidratazione, soprattutto nei giorni caldi.

Barbecue e grigliate: scelte intelligenti

I barbecue e le grigliate sono tipici eventi estivi che possono essere facilmente adattati per mantenere una dieta sana. Quando si partecipa a un barbecue, portare un piatto sano da condividere è un ottimo modo per garantire che ci sia almeno un'opzione salutare disponibile. Insalate fresche, verdure grigliate o un'insalata di quinoa sono ottime scelte che possono piacere a tutti.

Per quanto riguarda le proteine, optare per carni magre come pollo senza pelle, pesce o tofu è una scelta intelligente. Evitare carni lavorate come salsicce e hot dog, che spesso contengono conservanti e grassi saturi. Marinare le carni in erbe aromatiche, agrumi e olio d'oliva può aggiungere sapore senza aggiungere calorie in eccesso.

Equilibrio tra indulgenza e moderazione

Parte del piacere di mangiare fuori è la possibilità di concedersi qualche sfizio. Non c'è nulla di male nel godersi un dolce o un piatto particolarmente ricco di tanto in tanto, purché questo non diventi un'abitudine quotidiana. L'importante è mantenere un equilibrio e ricordare che un pasto indulgente non deve necessariamente compromettere una dieta sana a lungo termine.

Un approccio equilibrato potrebbe essere quello di scegliere un pasto principale più leggero e concedersi un dolce, o viceversa. Alternativamente, condividere un dolce con un amico può essere un modo per soddisfare la voglia di dolce senza esagerare.

Gestione delle allergie e delle intolleranze alimentari

Per chi ha allergie o intolleranze alimentari, mangiare fuori può essere una sfida. È sempre meglio informare il personale del ristorante delle proprie esigenze alimentari in anticipo, per evitare contaminazioni incrociate o l'uso di ingredienti non adatti. Molti ristoranti sono ormai abituati a gestire richieste speciali e possono offrire alternative sicure.

Per chi partecipa a eventi sociali come barbecue o cene a casa di amici, portare un piatto sicuro da condividere è una buona idea. Questo non solo garantisce che ci sia qualcosa di adatto alle proprie esigenze, ma dimostra anche un gesto di cortesia verso gli ospiti.

Mantenere l'attività fisica e l'idratazione

Dopo un pasto fuori, è utile mantenere un livello di attività fisica. Una passeggiata leggera dopo cena non solo aiuta la digestione, ma può anche essere un momento piacevole per socializzare e rilassarsi. Inoltre, è importante ricordare di bere molta acqua, specialmente se si sono consumati alcolici, per mantenere l'idratazione e aiutare il corpo a smaltire eventuali tossine.

Mangiare fuori durante l'estate può essere un'esperienza piacevole e sociale, senza compromettere una dieta sana e antinfiammatoria. Con un po' di pianificazione e attenzione alle scelte alimentari, è possibile godere di pranzi e cene fuori mantenendo l'equilibrio nutrizionale. Scegliere ristoranti con opzioni salutari, moderare le porzioni, fare attenzione alle bevande e gestire con cura le proprie esigenze alimentari sono tutti passi importanti per mantenere una dieta equilibrata anche fuori casa. Ricordare che l'obiettivo è godersi il cibo e la compagnia, mantenendo al contempo un'attenzione alla salute e al benessere.

Consigli per mantenere la dieta durante le vacanze

Le vacanze estive sono un momento di relax e svago, spesso accompagnate da viaggi e nuove esperienze culinarie. Tuttavia, mantenere una dieta equilibrata e antinfiammatoria durante questo periodo può essere una sfida. Tra pranzi fuori, cambiamenti nella routine quotidiana e tentazioni culinarie, è facile deviare dalle abitudini alimentari sane. In questa sezione, esploreremo alcune strategie pratiche per mantenere una dieta equilibrata durante le vacanze, godendo comunque dei piaceri della tavola e delle nuove esperienze.

Pianificazione e preparazione

Uno dei primi passi per mantenere una dieta sana durante le vacanze è **pianificare in anticipo**. Prima di partire, è utile fare una ricerca sulle destinazioni culinarie e identificare ristoranti che offrono opzioni salutari. Molti ristoranti oggi includono nei loro menù opzioni vegetariane, vegane o senza glutine, che possono essere utili per chi segue una dieta specifica. Inoltre, cercare di alloggiare in strutture che offrono cucine attrezzate o angoli cottura può facilitare la preparazione di pasti semplici e salutari.

Portare con sé alcuni **snack salutari** è un'altra strategia utile. Frutta secca, noci, barrette di cereali integrali e frutta fresca sono ottimi spuntini da tenere a portata di mano. Questi possono essere utili durante i viaggi in auto, le escursioni o semplicemente per spezzare la fame tra un pasto e l'altro. Inoltre, avere sempre con sé una bottiglia d'acqua riutilizzabile aiuta a mantenere l'idratazione, essenziale soprattutto nelle giornate calde.

Adattamento ai nuovi sapori e culture

Una delle gioie delle vacanze è la possibilità di esplorare nuovi sapori e cucine. Tuttavia, è importante trovare un equilibrio tra l'esplorazione culinaria e il mantenimento di una dieta equilibrata. Un approccio può essere quello di **assaggiare** piatti locali in piccole quantità, concentrandosi su quelli che includono ingredienti freschi e nutrienti. Ad esempio, piatti a base di pesce, insalate fresche e verdure grigliate sono spesso opzioni più leggere e salutari.

È utile anche prestare attenzione alla **modalità di preparazione** dei piatti. Evitare cibi fritti e preferire metodi di cottura come la griglia, la cottura a vapore o al forno può fare una grande differenza nel contenuto calorico e nutrizionale dei pasti. Inoltre, chiedere condimenti e salse a parte permette di controllare meglio le porzioni e ridurre l'assunzione di grassi e zuccheri.

Moderazione e consapevolezza

Durante le vacanze, è normale indulgere in cibi e bevande che normalmente si eviterebbero. Tuttavia, la **moderazione** è la chiave. Non è necessario privarsi completamente dei piaceri della tavola; piuttosto, è importante fare scelte consapevoli e limitare le quantità. Ad esempio, se si desidera provare un dolce locale, si può condividere con amici o familiari, godendo del piacere senza esagerare.

Un altro aspetto importante è **ascoltare il proprio corpo**. Durante le vacanze, si tende a mangiare più del solito, spesso per noia o per socializzare. Imparare a riconoscere i segnali di fame e sazietà può aiutare a evitare di mangiare in eccesso. Prendere tempo per mangiare lentamente e gustare ogni boccone può anche migliorare l'esperienza culinaria e aiutare a sentirsi sazi con meno cibo.

Attività fisica e movimento

Le vacanze sono anche un'opportunità per rimanere attivi. Anche se si è lontani dalla routine abituale di esercizio, ci sono molte attività divertenti che possono aiutare a mantenere un buon livello di attività fisica. Nuotare, camminare, fare escursioni, esplorare la città a piedi o in bicicletta sono tutte ottime opzioni per rimanere in movimento e bruciare calorie. Queste attività non solo aiutano a bilanciare le calorie assunte durante i pasti, ma migliorano anche l'umore e la salute generale.

Gestione delle aspettative

È importante essere realistici e gentili con se stessi durante le vacanze. Mantenere una dieta perfetta non è sempre possibile, e va bene così. L'obiettivo è trovare un equilibrio che permetta di godere del cibo e delle esperienze senza sensi di colpa. Se si esagera in un pasto, si può compensare con scelte più leggere nei pasti successivi o con un po' di attività fisica in più.

Sfruttare il cibo locale fresco

Molte destinazioni offrono una varietà di **prodotti freschi locali**, che possono essere una deliziosa aggiunta alla dieta. Visitare mercati locali e provare frutta, verdura e prodotti artigianali può essere un modo divertente e salutare per esplorare una nuova cultura. Acquistare prodotti freschi e preparare semplici pasti o spuntini può anche aiutare a mantenere l'equilibrio nutrizionale.

Gestione dello stress e del sonno

Le vacanze dovrebbero essere un momento di relax e rigenerazione, ma possono anche essere stressanti, soprattutto quando si viaggia o si partecipa a numerose attività sociali. Gestire lo **stress** è fondamentale per mantenere una dieta sana, poiché lo stress può influenzare negativamente le scelte alimentari e portare a eccessi di cibo. Prendersi del tempo per rilassarsi, magari attraverso tecniche di respirazione, yoga o semplici momenti di quiete, può aiutare a mantenere la calma e il controllo.

Anche il **sonno** è un elemento cruciale per il benessere durante le vacanze. Un buon riposo notturno aiuta a regolare gli ormoni della fame e della sazietà, riducendo la possibilità di fare scelte alimentari impulsive. Cercare di mantenere una routine del sonno regolare, anche durante le vacanze, può contribuire a sentirsi più energici e meno inclini a cedere alle tentazioni alimentari.

Mantenere una dieta equilibrata e antinfiammatoria durante le vacanze è possibile con un po' di pianificazione e consapevolezza. Scegliere opzioni salutari, essere moderati nelle indulgenze, rimanere attivi e gestire lo stress sono tutti passi importanti per godersi le vacanze senza compromettere la propria salute. Ricordarsi che le vacanze sono un momento di gioia e relax, e che è possibile trovare un equilibrio tra il piacere del cibo e il mantenimento di uno stile di vita sano. Con un atteggiamento positivo e una mente aperta, è possibile vivere esperienze culinarie gratificanti e tornare dalle vacanze sentendosi rigenerati e in salute.

Pianificazione del pasto e spesa intelligente

Come pianificare i pasti settimanali

Pianificare i pasti settimanali è un passo fondamentale per mantenere una dieta equilibrata e antinfiammatoria, soprattutto durante l'estate, quando il desiderio di trascorrere meno tempo in cucina e più tempo all'aperto è forte. Una buona pianificazione dei pasti non solo aiuta a risparmiare tempo e denaro, ma può anche ridurre lo stress legato alla preparazione dei pasti e assicurare che si mangino alimenti nutrienti e salutari. In questa sezione, esploreremo come organizzare e pianificare i pasti settimanali in modo semplice ed efficace, tenendo conto delle esigenze di un pubblico femminile ampio e variegato.

Vantaggi della pianificazione dei pasti

Uno dei principali vantaggi della pianificazione dei pasti è la **riduzione dello spreco alimentare**. Sapere esattamente cosa si mangerà durante la settimana aiuta a fare la spesa in modo più mirato, acquistando solo ciò che è necessario e riducendo la probabilità di cibi scaduti o dimenticati nel frigorifero. Questo non solo è benefico per il portafoglio, ma anche per l'ambiente.

La pianificazione dei pasti aiuta anche a **mantenere una dieta bilanciata**. Decidere in anticipo i pasti permette di assicurarsi che ogni pasto contenga un equilibrio di proteine, carboidrati e grassi sani, oltre a una buona quantità di frutta e verdura. Questo è particolarmente importante per mantenere l'infiammazione sotto controllo e garantire un apporto nutrizionale completo.

Passi per pianificare i pasti settimanali

Valutare le esigenze settimanali

Prima di iniziare a pianificare, è utile fare un bilancio delle attività settimanali. Ci sono giorni in cui si è più impegnati e si ha meno tempo per cucinare? Ci sono eventi sociali o cene fuori previste? Conoscere il proprio calendario aiuta a pianificare i pasti in modo realistico.

Scegliere le ricette

Una volta valutate le esigenze settimanali, è il momento di scegliere le ricette. È utile avere una varietà di ricette semplici e veloci, oltre a piatti che possono essere preparati in anticipo. Optare per ricette che utilizzano ingredienti simili può facilitare la preparazione e ridurre lo spreco. Ad esempio, se si prevede di utilizzare il pollo per una cena, si potrebbe pianificare di usare il pollo avanzato in un'insalata per il pranzo del giorno successivo.

Creare un menù settimanale

Organizzare un menù settimanale su carta o su un'app specifica può aiutare a visualizzare meglio i pasti. Questo permette di vedere a colpo d'occhio se ci sono abbastanza varietà e se tutti i gruppi alimentari sono rappresentati. Inoltre, rende più facile la preparazione della lista della spesa.

Preparare una lista della spesa

Basandosi sul menù settimanale, creare una lista della spesa dettagliata. Dividere la lista per categorie (frutta e verdura, proteine, latticini, ecc.) può rendere la spesa più efficiente e veloce. Ricordarsi di includere anche snack salutari e bevande.

Consigli per una pianificazione efficace

Flessibilità: Sebbene la pianificazione sia importante, è altrettanto essenziale mantenere una certa flessibilità. Gli imprevisti possono capitare, e adattare il piano settimanale alle circostanze permette di ridurre lo stress e mantenere la serenità.

Includere la famiglia: Coinvolgere i membri della famiglia nella pianificazione dei pasti può rendere il processo più semplice e divertente. Questo può anche garantire che tutti siano soddisfatti delle scelte alimentari e ridurre le lamentele sui pasti.

Utilizzare le risorse a disposizione: App e strumenti digitali possono essere di grande aiuto nella pianificazione dei pasti. Esistono numerose applicazioni che permettono di creare menù, liste della spesa e persino di trovare ricette basate sugli ingredienti già presenti in casa.

Preparazione in batch: Preparare grandi quantità di cibo in una volta sola, da suddividere poi in porzioni per i pasti futuri, può risparmiare tempo e sforzo. Questo metodo, noto come meal prep, è particolarmente utile per chi ha una settimana impegnativa.

Sperimentare nuove ricette: La monotonia può rendere difficile mantenere una dieta sana. Sperimentare nuove ricette e ingredienti può rendere i pasti più interessanti e incentivare a continuare con la pianificazione settimanale.

Pianificare i pasti settimanali è una strategia efficace per mantenere una dieta equilibrata e antinfiammatoria, risparmiare tempo e ridurre lo stress legato alla preparazione dei pasti. Con un po' di organizzazione e creatività, è possibile creare un menù vario e nutriente che soddisfi le esigenze di tutta la famiglia. Ricordare l'importanza della flessibilità, coinvolgere la famiglia e sfruttare le risorse disponibili sono tutti elementi chiave per una pianificazione di successo. Con questi semplici passi, mantenere un'alimentazione sana e gustosa diventa più facile e piacevole.

Lista della spesa estiva

Una lista della spesa ben organizzata è essenziale per una pianificazione dei pasti efficace, soprattutto durante l'estate, quando la varietà di frutta e verdura di stagione offre numerose possibilità culinarie. Una lista dettagliata non solo aiuta a risparmiare tempo e denaro, ma anche a garantire che tutti i pasti pianificati siano equilibrati e nutrienti. In questa sezione, esploreremo come creare una lista della spesa estiva, con suggerimenti su come organizzare gli acquisti per ottimizzare il tempo e scegliere i migliori prodotti disponibili.

Benefici di una lista della spesa ben organizzata

Una lista della spesa dettagliata consente di **ottimizzare il tempo** al supermercato o al mercato agricolo, riducendo la probabilità di acquisti impulsivi o non necessari. Questo è particolarmente utile durante l'estate, quando il desiderio di trascorrere più tempo all'aperto rende ogni minuto prezioso. Inoltre, una lista ben pensata può contribuire a **ridurre gli sprechi alimentari**, poiché permette di acquistare solo ciò che è realmente necessario per i pasti pianificati.

Organizzare la lista della spesa

Per creare una lista della spesa efficace, è utile suddividere gli alimenti in categorie. Questo non solo rende più facile trovare i prodotti nel negozio, ma aiuta anche a garantire che tutti i gruppi alimentari siano rappresentati. Ecco alcune categorie principali da considerare:

Frutta e verdura

Questa categoria dovrebbe occupare una parte significativa della lista, data la varietà e la disponibilità di prodotti freschi durante l'estate. Alcuni esempi includono:

Frutta: anguria, melone, pesche, albicocche, fragole, mirtilli, ciliegie

Verdura: zucchine, pomodori, peperoni, cetrioli, lattuga, spinaci, rucola, mais

Proteine

Scegliere fonti di proteine magre e nutrienti è fondamentale per una dieta equilibrata. Esempi includono:

Carne: pollo, tacchino, manzo magro

Pesce: salmone, tonno, sgombro, gamberi

Uova: uova fresche e di qualità

Proteine vegetali: tofu, tempeh, legumi (lenticchie, ceci, fagioli neri)

Cereali e derivati

Optare per cereali integrali quando possibile, per un apporto maggiore di fibre e nutrienti:

Pane integrale, pasta integrale, riso integrale, quinoa, avena

Latticini e alternative

Include prodotti lattiero-caseari e alternative vegetali:

Latte (vaccino, mandorla, soia), yogurt (greco, naturale, di cocco), formaggi magri

Grassi sani

Essenziali per una dieta bilanciata:

Olio d'oliva extra vergine, avocado, noci e semi, burro di mandorle o di arachidi

Erbe aromatiche e spezie

Per arricchire i piatti con sapori naturali:

Basilico, menta, prezzemolo, coriandolo, rosmarino, curcuma, zenzero, peperoncino

Bevande

Bevande salutari per mantenere l'idratazione:

Acqua, tè verde, tisane, acqua di cocco

Scegliere prodotti freschi e di stagione

Durante l'estate, è importante approfittare della vasta gamma di **prodotti freschi e di stagione** disponibili. Questi prodotti non solo hanno un sapore migliore, ma sono anche più nutrienti e spesso più convenienti. Visitare i mercati locali può essere un'ottima occasione per trovare frutta e verdura appena raccolta e sostenere i produttori locali.

Inoltre, molti mercati offrono prodotti biologici, che possono essere una scelta salutare per ridurre l'esposizione ai pesticidi.

Quando si acquistano prodotti freschi, è utile conoscere alcuni **trucchi per scegliere i migliori**. Ad esempio, i frutti devono essere sodi ma leggermente morbidi al tatto, senza ammaccature o segni di deterioramento. Le verdure devono essere croccanti e di colore brillante. Per quanto riguarda le erbe aromatiche, cercare quelle con foglie verdi e vivaci, evitando quelle appassite o ingiallite.

Pianificare l'acquisto di proteine fresche e conservate

Le **proteine** sono una parte fondamentale della dieta e devono essere scelte con cura. Durante l'estate, i piatti a base di pesce e pollame sono particolarmente apprezzati per la loro leggerezza e facilità di preparazione. Acquistare pesce fresco richiede un'attenzione particolare: deve essere conservato correttamente per garantire la freschezza. Quando non è possibile acquistare pesce fresco, il pesce surgelato può essere una buona alternativa, purché sia di alta qualità e senza additivi.

Per quanto riguarda la carne, scegliere tagli magri e cercare prodotti di provenienza locale o biologica può migliorare la qualità nutrizionale dei pasti. Le **uova** sono un'altra ottima fonte di proteine e possono essere utilizzate in molti piatti, dalle colazioni alle cene. È consigliabile optare per uova da allevamento all'aperto o biologiche.

Snacks salutari e spuntini

Gli **snack** e gli **spuntini** sono importanti per mantenere l'energia durante il giorno, soprattutto durante le attività estive. Includere nella lista della spesa snack salutari come frutta secca, noci, barrette di cereali integrali e yogurt può aiutare a evitare le tentazioni meno salutari. Anche le verdure tagliate, come carote, cetrioli e peperoni, sono ottime opzioni per snack freschi e nutrienti.

Prodotti di dispensa e articoli di base

Avere una **dispensa ben fornita** è fondamentale per una cucina efficiente. Oltre ai prodotti freschi, è utile mantenere una scorta di alimenti base che possano essere utilizzati per preparare pasti veloci e nutrienti. Questi includono:

Conservati: tonno in scatola, legumi in scatola, pomodori pelati

Condimenti: aceto balsamico, olio di sesamo, salsa di soia a basso contenuto di sodio

Spezie e aromi: sale marino, pepe nero, aglio in polvere, paprika

Cereali e semi: farina d'avena, semi di chia, semi di lino, quinoa

Organizzazione e conservazione

Una volta completata la spesa, è importante organizzare e conservare correttamente i prodotti acquistati. La **conservazione adeguata** dei cibi freschi è essenziale per mantenere la loro freschezza e sicurezza. Ad esempio, frutta e verdura dovrebbero essere lavate e asciugate prima di essere conservate in frigorifero. Le proteine fresche, come carne e pesce, dovrebbero essere conservate nel punto più freddo del frigorifero e consumate entro pochi giorni dall'acquisto.

Una lista della spesa estiva ben organizzata è uno strumento essenziale per mantenere una dieta equilibrata e antinfiammatoria. Pianificare attentamente gli acquisti, scegliendo prodotti freschi e di stagione, e avere una dispensa ben fornita di alimenti base permette di preparare pasti sani e gustosi con facilità. Ricordare l'importanza di scegliere proteine di qualità, includere una varietà di frutta e verdura, e tenere a portata di mano snack salutari può aiutare a mantenere uno stile di vita sano anche durante i mesi estivi. Con una lista della spesa ben pianificata, è possibile godere di tutti i sapori e i benefici della stagione estiva, promuovendo al contempo il benessere e la salute a lungo termine.

Suggerimenti per organizzare la cucina

Organizzare la cucina in modo efficiente è fondamentale per rendere la preparazione dei pasti più semplice e piacevole, soprattutto durante l'estate quando si desidera trascorrere meno tempo ai fornelli e più tempo all'aperto. Una cucina ben organizzata non solo facilita la pianificazione dei pasti, ma aiuta anche a mantenere l'ordine e a ridurre lo stress. In questa sezione, esploreremo alcuni suggerimenti pratici per organizzare la cucina, tenendo presente le esigenze di un pubblico ampio e variegato.

1. Decluttering e pulizia

Il primo passo per organizzare la cucina è il **decluttering**, ovvero liberarsi degli oggetti inutili o non utilizzati. Inizia svuotando tutti i mobili e i cassetti della cucina, separando gli oggetti che usi regolarmente da quelli che non usi mai. Dona, ricicla o getta via tutto ciò che non è essenziale. Una cucina meno affollata è più facile da pulire e organizzare.

Dopo il decluttering, pulisci a fondo tutte le superfici, gli scaffali e i cassetti. Questo ti darà una base pulita e ordinata su cui lavorare. Utilizza prodotti di pulizia naturali, come aceto bianco e bicarbonato di sodio, per evitare l'uso di sostanze chimiche aggressive.

2. Organizzazione della dispensa

Una dispensa ben organizzata è essenziale per una cucina funzionale. Dividi la dispensa in sezioni per diversi tipi di alimenti, come cereali, legumi, conserve, spezie e snack. Utilizza contenitori trasparenti per conservare alimenti sfusi come farina, zucchero, pasta e riso. Etichetta ogni contenitore per facilitare la ricerca degli ingredienti e mantenere l'ordine.

Disporre gli alimenti in **contenitori ermetici** non solo mantiene freschi gli alimenti, ma aiuta anche a prevenire infestazioni di insetti. Inoltre, utilizzare contenitori di diverse dimensioni ti permetterà di sfruttare al meglio lo spazio disponibile.

3. Organizzazione del frigorifero

Il frigorifero deve essere organizzato in modo da permettere una facile accessibilità e visibilità degli alimenti. Dividi il frigorifero in sezioni per diverse categorie di alimenti, come latticini, carni, frutta e verdura. Utilizza contenitori trasparenti per organizzare piccoli oggetti come salse, yogurt e frutta a pezzi.

Riponi i cibi pronti all'uso nella parte anteriore del frigorifero, in modo da vederli subito e ridurre il rischio di dimenticarli e farli scadere. Etichetta gli avanzi con la data di preparazione per sapere sempre quanto tempo sono rimasti in frigorifero.

4. Organizzazione degli utensili da cucina

Gli utensili da cucina devono essere facilmente accessibili e ordinati. Utilizza **contenitori e divisori** nei cassetti per organizzare posate, coltelli, mestoli e altri utensili. Appendi ganci sotto gli armadietti o su una barra a muro per tenere a portata di mano gli strumenti che usi più frequentemente.

Se hai molti utensili, considera di posizionarli in base alla frequenza d'uso. Quelli che usi quotidianamente devono essere facilmente raggiungibili, mentre quelli usati meno spesso possono essere riposti in un cassetto o armadietto più lontano.

5. Creare una zona di preparazione dei pasti

Avere una zona designata per la preparazione dei pasti può rendere la cucina più efficiente. Questo spazio deve essere vicino al lavello e al piano cottura e deve includere un'area per tagliare, misurare e mescolare gli ingredienti. Assicurati di avere a portata di mano taglieri, coltelli affilati e ciotole per mescolare.

Utilizza tappetini antiscivolo sotto i taglieri per garantire stabilità durante la preparazione dei pasti. Inoltre, un carrello da cucina con ruote può essere un'aggiunta utile per avere più spazio di lavoro e per spostare facilmente gli ingredienti e gli utensili da un lato all'altro della cucina.

6. Ottimizzazione degli spazi di stoccaggio

Sfrutta al massimo gli spazi di stoccaggio disponibili utilizzando soluzioni intelligenti come scaffali aggiuntivi, divisori per armadietti e ripiani estraibili. Questi accessori possono aiutare a creare più spazio e rendere più facile accedere agli oggetti riposti in fondo agli armadietti.

Utilizza contenitori impilabili per risparmiare spazio e mantenere gli armadietti ordinati. Le mensole magnetiche o i porta spezie da appendere all'interno delle ante degli armadietti possono essere molto utili per conservare piccoli barattoli e bottiglie senza occupare spazio prezioso sul piano di lavoro.

7. Gestione dei rifiuti e del riciclo

Una cucina organizzata include anche una gestione efficiente dei rifiuti. Utilizza contenitori per il riciclo e la raccolta differenziata, assicurandoti di avere spazi separati per plastica, vetro, carta e organico. Posiziona i contenitori in un luogo facilmente accessibile, ma che non intralci lo spazio di lavoro.

Considera l'installazione di un **compostatore** da cucina per i rifiuti organici, che può essere un modo ecologico per ridurre i rifiuti e creare compost per il giardino.

8. Pianificazione dei pasti e lista della spesa

Mantenere la cucina organizzata passa anche dalla **pianificazione dei pasti** e dalla preparazione di una lista della spesa dettagliata. Usa una lavagna o un calendario per pianificare i pasti settimanali e appendi la lista della spesa in un luogo visibile. Questo non solo aiuta a ricordare cosa acquistare, ma facilita anche la preparazione dei pasti, riducendo lo stress quotidiano.

Fare la spesa con una lista ben pianificata aiuta a evitare acquisti impulsivi e a mantenere l'ordine in cucina, poiché si acquistano solo gli ingredienti necessari per i pasti pianificati.

9. Mantenere la pulizia quotidiana

Mantenere la cucina pulita ogni giorno è essenziale per un ambiente ordinato e funzionale. Dopo ogni pasto, pulisci i piani di lavoro, lava i piatti e rimetti a posto gli utensili. Questo semplice gesto può prevenire l'accumulo di disordine e facilitare la preparazione dei pasti successivi.

Pulisci regolarmente elettrodomestici come forno, microonde e frigorifero per mantenere l'igiene e garantire il buon funzionamento degli apparecchi. Utilizza prodotti naturali per la pulizia per evitare l'uso di sostanze chimiche aggressive e mantenere un ambiente più sano.

10. Personalizzazione e comfort

Infine, personalizza la tua cucina in base alle tue esigenze e preferenze. Aggiungi decorazioni che ti piacciono, come piante, quadri o utensili colorati, per creare un ambiente piacevole e accogliente. Assicurati che l'illuminazione sia adeguata, con luci sotto i mobili per illuminare il piano di lavoro e rendere la preparazione dei pasti più facile e sicura.

Una cucina ben organizzata non solo rende la preparazione dei pasti più efficiente, ma può anche migliorare la tua esperienza culinaria, rendendo il tempo trascorso in cucina più piacevole.

Organizzare la cucina in modo efficiente è fondamentale per facilitare la preparazione dei pasti e mantenere un ambiente ordinato e funzionale. Dal decluttering iniziale alla gestione dei rifiuti, ogni aspetto dell'organizzazione contribuisce a creare uno spazio dove cucinare diventa un piacere. Utilizzando contenitori trasparenti, ottimizzando gli spazi di stoccaggio e mantenendo la pulizia quotidiana, è possibile trasformare la cucina in un ambiente accogliente e pratico. Con un po' di pianificazione e creatività, puoi rendere la tua cucina il cuore della casa, un luogo dove preparare pasti sani e gustosi diventa un'esperienza gratificante.

Ricette estive antinfiammatorie

Colazioni leggere e nutrienti

La colazione è spesso considerata il pasto più importante della giornata, e per buone ragioni. Una colazione leggera e nutriente può fornire l'energia necessaria per iniziare la giornata con il piede giusto, migliorare la concentrazione e mantenere stabili i livelli di zucchero nel sangue. Durante l'estate, è particolarmente importante scegliere opzioni che siano fresche, leggere e facili da preparare, tenendo conto delle alte temperature e della voglia di cibi rinfrescanti. In questa sezione, esploreremo diverse idee per colazioni estive che siano nutrienti, gustose e adatte a un pubblico femminile ampio e diversificato.

L'importanza di una colazione equilibrata

Una colazione equilibrata dovrebbe includere una combinazione di carboidrati complessi, proteine e grassi sani. Questa combinazione aiuta a mantenere l'energia costante fino al prossimo pasto, evitando picchi e cali di zucchero nel sangue che possono portare a fame improvvisa e stanchezza. Inoltre, una colazione ricca di nutrienti essenziali può migliorare l'umore, la concentrazione e la performance fisica e mentale.

Smoothie e frullati

I smoothie e i frullati sono un'ottima opzione per una colazione estiva. Sono facili da preparare, rinfrescanti e possono essere personalizzati con una vasta gamma di ingredienti nutrienti.

Smoothie verde

Ingredienti: spinaci freschi, banana, mela verde, succo di limone, latte di mandorla, semi di chia.

Preparazione: Frullare tutti gli ingredienti fino a ottenere una consistenza liscia. Servire immediatamente.

Frullato ai frutti di bosco

Ingredienti: mirtilli, fragole, lamponi, yogurt greco, miele, latte di cocco.

Preparazione: Frullare tutti gli ingredienti fino a ottenere una consistenza cremosa. Aggiungere ghiaccio se desiderato per una bevanda ancora più rinfrescante.

Smoothie tropicale

Ingredienti: ananas fresco, mango, banana, succo d'arancia, yogurt naturale, semi di lino.

Preparazione: Frullare tutti gli ingredienti fino a ottenere una consistenza liscia. Servire subito per un'esplosione di sapori tropicali.

Yogurt e parfait

Lo yogurt è una base versatile e nutriente per molte colazioni estive. Ricco di proteine e probiotici, può essere combinato con frutta fresca, cereali integrali e noci per creare pasti bilanciati e deliziosi.

Parfait di yogurt e granola

Ingredienti: yogurt greco, granola integrale, frutta fresca (come fragole, mirtilli, kiwi), miele.

Preparazione: In un bicchiere o una ciotola, alternare strati di yogurt, granola e frutta fresca. Completare con un filo di miele.

Yogurt con semi di chia e frutta

Ingredienti: yogurt naturale, semi di chia, frutta a scelta (come mango, papaia, melone), scaglie di cocco.

Preparazione: Mescolare i semi di chia nello yogurt e lasciare riposare per qualche minuto. Aggiungere la frutta tagliata a pezzi e completare con scaglie di cocco.

Bowl di yogurt con frutta secca e miele

Ingredienti: yogurt greco, noci tritate, mandorle, miele, cannella.

Preparazione: Mescolare lo yogurt con la frutta secca e aggiungere un pizzico di cannella. Completare con un filo di miele.

Avena e cereali integrali

L'avena e altri cereali integrali sono un'ottima fonte di carboidrati complessi e fibre, che aiutano a mantenere la sazietà per tutta la mattina. Sono versatili e possono essere preparati in diversi modi per una colazione leggera e nutriente.

Overnight oats

Ingredienti: fiocchi d'avena, latte di mandorla, semi di chia, frutta fresca (come fragole, mirtilli), sciroppo d'acero.

Preparazione: Mescolare tutti gli ingredienti in un barattolo e lasciare riposare in frigorifero durante la notte. Al mattino, aggiungere frutta fresca e un po' di sciroppo d'acero.

Porridge di avena freddo

Ingredienti: fiocchi d'avena, yogurt greco, latte di mandorla, miele, frutta secca.

Preparazione: Cuocere l'avena e lasciarla raffreddare. Mescolare con yogurt, latte e miele. Aggiungere frutta secca a piacere.

Granola fatta in casa

Ingredienti: fiocchi d'avena, noci tritate, semi di zucca, miele, olio di cocco, cannella.

Preparazione: Mescolare tutti gli ingredienti e distribuirli su una teglia da forno. Cuocere a 150°C per 20-25 minuti, mescolando a metà cottura. Lasciare raffreddare e conservare in un barattolo ermetico.

Toast e pane integrale

Il pane integrale è un'altra base versatile per colazioni leggere e nutrienti. Può essere combinato con una varietà di ingredienti per creare pasti veloci e deliziosi.

Toast di avocado

Ingredienti: pane integrale, avocado maturo, succo di lime, sale, pepe, peperoncino in scaglie.

Preparazione: Schiacciare l'avocado con il succo di lime, sale e pepe. Spalmare sul pane integrale tostato e completare con peperoncino in scaglie.

Toast con hummus e verdure

Ingredienti: pane integrale, hummus, pomodorini, cetrioli, rucola, olio d'oliva.

Preparazione: Spalmare l'hummus sul pane tostato, aggiungere le verdure e condire con un filo di olio d'oliva.

Pane integrale con ricotta e miele

Ingredienti: pane integrale, ricotta fresca, miele, noci tritate.

Preparazione: Spalmare la ricotta sul pane tostato, aggiungere un filo di miele e completare con noci tritate.

Uova e proteine

Le uova sono una fonte eccellente di proteine e possono essere preparate in molti modi diversi per una colazione sana e saziante.

Omelette di verdure

Ingredienti: uova, spinaci freschi, pomodorini, cipolla, formaggio di capra.

Preparazione: Sbattere le uova e cuocerle in padella con le verdure e il formaggio di capra. Servire calda.

Uova strapazzate con avocado

Ingredienti: uova, avocado, sale, pepe, olio d'oliva.

Preparazione: Strapazzare le uova in padella con un po' di olio d'oliva. Servire con avocado a fette, sale e pepe.

Frittata di zucchine

Ingredienti: uova, zucchine grattugiate, parmigiano, sale, pepe.

Preparazione: Sbattere le uova e mescolarle con le zucchine grattugiate e il parmigiano. Cuocere in padella fino a doratura.

Bevande nutrienti

Le bevande sono parte integrante di una colazione estiva. Ecco alcune idee per iniziare la giornata con energia:

Tè verde freddo

Ingredienti: tè verde, succo di limone, miele, menta fresca.

Preparazione: Preparare il tè verde e lasciarlo raffreddare.

Aggiungere succo di limone, miele e menta fresca.

Acqua aromatizzata

Ingredienti: acqua, fette di cetriolo, fette di limone, foglie di menta.

Preparazione: In una caraffa, combinare tutti gli ingredienti e lasciare riposare in frigorifero per almeno un'ora.

Latte dorato

Ingredienti: latte di mandorla, curcuma, miele, cannella, pepe nero.

Preparazione: Riscaldare il latte di mandorla e mescolare con curcuma, miele, cannella e un pizzico di pepe nero.

Le colazioni estive leggere e nutrienti offrono un modo delizioso e sano per iniziare la giornata. Con una varietà di opzioni come smoothie, yogurt, avena, toast, uova e bevande nutrienti, è possibile creare pasti equilibrati che soddisfano i gusti e le esigenze di tutti. Sperimentare con ingredienti freschi e di stagione non solo rende la colazione più gustosa, ma aiuta anche a mantenere una dieta bilanciata e ricca di nutrienti essenziali. Con un po' di pianificazione e creatività, le colazioni estive possono diventare un momento di piacere e benessere, dando il giusto inizio a ogni giornata.

Pranzi e cene semplici e veloci

Con l'arrivo dell'estate, molte persone cercano soluzioni rapide e facili per pranzi e cene, che permettano di trascorrere meno tempo in cucina e più tempo all'aperto. Pranzi e cene semplici e veloci possono essere altrettanto nutrienti e gustosi, offrendo un equilibrio perfetto tra praticità e salute. In questa sezione, esploreremo diverse idee per pasti estivi leggeri, adatti a un pubblico femminile ampio e diversificato, tenendo conto della necessità di mantenere un flusso di scrittura fluido e coinvolgente.

L'importanza di pasti equilibrati

Anche quando si preparano pasti semplici e veloci, è fondamentale assicurarsi che siano equilibrati. Un pasto completo dovrebbe includere proteine, carboidrati complessi, grassi sani e una buona quantità di verdure. Questo aiuta a mantenere stabili i livelli di energia, a sentirsi sazi più a lungo e a fornire al corpo tutti i nutrienti necessari per una buona salute.

Insalate come piatti principali

Le insalate sono una delle opzioni più versatili e rapide per pranzi e cene estive. Possono essere preparate in anticipo e personalizzate con una varietà di ingredienti per soddisfare tutti i gusti e le esigenze nutrizionali.

Insalata di pollo e avocado

Ingredienti: petto di pollo alla griglia, avocado, lattuga, pomodorini, cetrioli, cipolla rossa, coriandolo fresco, olio d'oliva, succo di lime, sale e pepe.

Preparazione: Grigliare il petto di pollo e tagliarlo a fette. In una ciotola grande, combinare lattuga, pomodorini, cetrioli, cipolla e coriandolo. Aggiungere l'avocado a fette e il pollo. Condire con olio d'oliva, succo di lime, sale e pepe.

Insalata di quinoa e verdure

Ingredienti: quinoa, peperoni, zucchine, mais, pomodori, feta, menta fresca, olio d'oliva, succo di limone, sale e pepe.

Preparazione: Cuocere la quinoa secondo le istruzioni e lasciarla raffreddare. Tagliare le verdure a cubetti e mescolarle con la quinoa. Aggiungere la feta sbriciolata e la menta fresca. Condire con olio d'oliva, succo di limone, sale e pepe.

Insalata di ceci e tonno

Ingredienti: ceci in scatola, tonno al naturale, pomodorini, olive nere, cipolla rossa, prezzemolo fresco, olio d'oliva, aceto balsamico, sale e pepe.

Preparazione: Scolare e sciacquare i ceci, mescolarli con il tonno, i pomodorini tagliati a metà, le olive affettate, la cipolla tritata e il prezzemolo. Condire con olio d'oliva, aceto balsamico, sale e pepe.

Pasta e cereali integrali

I piatti a base di pasta e cereali integrali sono un'altra ottima soluzione per pranzi e cene veloci. Possono essere preparati in grandi quantità e conservati in frigorifero per i pasti successivi.

Pasta fredda con pesto e verdure

Ingredienti: pasta integrale, pesto di basilico, pomodorini, zucchine, olive nere, pinoli, parmigiano grattugiato.

Preparazione: Cuocere la pasta, scolarla e raffreddarla sotto acqua fredda. Mescolare con il pesto, i pomodorini tagliati, le zucchine a dadini, le olive e i pinoli. Completare con parmigiano grattugiato.

Bowl di riso integrale e gamberi

Ingredienti: riso integrale, gamberi cotti, avocado, carote grattugiate, cetrioli, salsa di soia, succo di lime, semi di sesamo.

Preparazione: Cuocere il riso integrale e lasciarlo raffreddare. Mescolare con i gamberi, l'avocado a fette, le carote e i cetrioli. Condire con salsa di soia e succo di lime, e completare con semi di sesamo.

Farro con verdure grigliate

Ingredienti: farro, zucchine, peperoni, melanzane, pomodori secchi, basilico fresco, olio d'oliva, aceto balsamico, sale e pepe.

Preparazione: Cuocere il farro secondo le istruzioni. Grigliare le verdure e tagliarle a pezzi. Mescolare il farro con le verdure grigliate, i pomodori secchi e il basilico fresco. Condire con olio d'oliva, aceto balsamico, sale e pepe.

Piatti unici e leggeri

I piatti unici combinano proteine, verdure e carboidrati in un'unica preparazione, rendendo i pasti veloci e completi.

Tacos di pesce

Ingredienti: filetti di pesce bianco (come merluzzo o tilapia), tortillas di mais, cavolo rosso affettato, avocado, pomodorini, coriandolo fresco, yogurt greco, succo di lime.

Preparazione: Condire il pesce con olio d'oliva e spezie, poi cuocerlo in padella. Scaldare le tortillas e farcirle con il pesce, il cavolo rosso, l'avocado a fette, i pomodorini e il coriandolo. Completare con una salsa a base di yogurt greco e succo di lime.

Frittata di verdure

Ingredienti: uova, spinaci, pomodorini, cipolla, peperoni, parmigiano grattugiato, olio d'oliva, sale e pepe.

Preparazione: Sbattere le uova e mescolarle con le verdure tagliate e il parmigiano. Cuocere in padella con un po' di olio d'oliva fino a doratura.

Pollo alla griglia con insalata di farro

Ingredienti: petto di pollo, farro, pomodorini, cetrioli, rucola, olio d'oliva, aceto balsamico, sale e pepe.

Preparazione: Grigliare il petto di pollo e tagliarlo a fette. Cuocere il farro e lasciarlo raffreddare. Mescolare il farro con i pomodorini, i cetrioli e la rucola. Condire con olio d'oliva, aceto balsamico, sale e pepe.

Snack e contorni veloci

Gli snack e i contorni possono completare un pasto o essere consumati da soli per un'opzione leggera e veloce.

Hummus e verdure

Ingredienti: ceci in scatola, tahini, succo di limone, aglio, olio d'oliva, cumino, carote, cetrioli, peperoni.

Preparazione: Frullare i ceci, il tahini, il succo di limone, l'aglio, l'olio d'oliva e il cumino fino a ottenere una crema liscia. Servire con verdure tagliate a bastoncini.

Guacamole e chips di verdure

Ingredienti: avocado, succo di lime, cipolla rossa, pomodorini, coriandolo, sale, peperoncino in polvere, chips di verdure.

Preparazione: Schiacciare l'avocado e mescolarlo con succo di lime, cipolla tritata, pomodorini a pezzetti, coriandolo, sale e peperoncino. Servire con chips di verdure.

Caprese di avocado

Ingredienti: avocado, pomodori, mozzarella, basilico fresco, olio d'oliva, aceto balsamico, sale e pepe.

Preparazione: Tagliare l'avocado e i pomodori a fette, e la mozzarella a cubetti. Disporre su un piatto e completare con basilico fresco, olio d'oliva, aceto balsamico, sale e pepe.

Pranzi e cene estive semplici e veloci possono essere sani, gustosi e facili da preparare. Con una varietà di insalate, piatti a base di pasta e cereali integrali, piatti unici e snack veloci, è possibile creare pasti equilibrati che soddisfano tutti i gusti e le esigenze nutrizionali. Sperimentare con ingredienti freschi e di stagione non solo rende i pasti più piacevoli, ma aiuta anche a mantenere una dieta bilanciata e ricca di nutrienti essenziali. Con un po' di pianificazione e creatività, i pranzi e le cene estive possono diventare un momento di piacere e benessere, perfetti per godersi la bella stagione.

Snack e bevande rinfrescanti

Durante l'estate, mantenersi idratati e avere a disposizione snack leggeri e rinfrescanti è fondamentale per affrontare le giornate calde con energia e benessere. In questa sezione, esploreremo una varietà di snack e bevande rinfrescanti, ideali per soddisfare i bisogni nutrizionali e le preferenze di un pubblico femminile ampio e diversificato. Queste idee sono pensate per essere semplici da preparare, nutrienti e perfette per l'estate, mantenendo un flusso di scrittura fluido e discorsivo.

L'importanza di snack e bevande rinfrescanti

Con l'aumento delle temperature, il corpo perde più liquidi attraverso il sudore, rendendo l'idratazione una priorità assoluta. Inoltre, gli snack rinfrescanti possono aiutare a mantenere alti i livelli di energia tra i pasti principali, fornendo nutrienti essenziali senza appesantire. Scegliere snack e bevande ricchi di acqua, vitamine e minerali può aiutare a mantenere un equilibrio ottimale, migliorare l'umore e sostenere la salute generale.

Snack rinfrescanti e nutrienti

Gli snack estivi devono essere facili da preparare, leggeri e ricchi di nutrienti. Ecco alcune idee per snack rinfrescanti:

Frutta fresca

La frutta è un'ottima opzione per uno snack rinfrescante grazie al suo alto contenuto di acqua e nutrienti. Anguria, melone, fragole, mirtilli, pesche e albicocche sono perfetti per l'estate. Preparare una macedonia di frutta fresca può essere un modo delizioso per consumare una varietà di frutti in un solo pasto.

Yogurt e frutta

Mescolare yogurt greco con frutta fresca come fragole, mirtilli e pesche. Aggiungere un po' di miele e noci tritate per un tocco di dolcezza e croccantezza. Questo snack è ricco di proteine, probiotici e antiossidanti.

Smoothie bowl

Preparare un frullato denso con frutta congelata (come banana, mango, ananas), yogurt e latte di mandorla.

Versare in una ciotola e guarnire con granola, semi di chia, frutta fresca e noci. Questo snack è non solo rinfrescante ma anche nutriente e saziante.

Hummus e verdure

L'hummus è un'ottima fonte di proteine e fibre. Servirlo con bastoncini di carote, cetrioli, peperoni e sedano offre una combinazione croccante e rinfrescante. È uno snack leggero e ricco di nutrienti, perfetto per spezzare la fame.

Gelato fatto in casa

Preparare un gelato fatto in casa utilizzando yogurt greco e frutta congelata. Frullare insieme yogurt greco, fragole congelate e un po' di miele fino a ottenere una consistenza cremosa. Congelare per un'ora prima di servire.

Barrette di cereali fatte in casa

Preparare barrette di cereali utilizzando avena, miele, burro di mandorle e frutta secca. Mescolare gli ingredienti, pressarli in una teglia e refrigerare fino a quando sono solidi. Tagliare in barrette per uno snack facile da portare ovunque.

Bevande rinfrescanti e idratanti

Le bevande estive devono essere idratanti e rinfrescanti, aiutando a compensare la perdita di liquidi e a mantenere l'equilibrio elettrolitico. Ecco alcune idee per bevande estive:

Acqua aromatizzata

Aggiungere fette di limone, cetriolo, arancia o fragole e foglie di menta a una caraffa d'acqua. Lasciare in frigorifero per alcune ore per permettere agli aromi di infondere nell'acqua. È un modo semplice per rendere l'acqua più interessante e incentivare l'idratazione.

Tè freddo

Preparare tè verde o tè nero e lasciarlo raffreddare. Aggiungere succo di limone, miele e foglie di menta. Servire con ghiaccio per una bevanda rinfrescante e antiossidante.

Smoothie di frutta

Frullare insieme frutta fresca come banana, mango, fragole e latte di cocco. Aggiungere ghiaccio per una bevanda ancora più rinfrescante. I smoothie sono un ottimo modo per consumare una varietà di frutta e mantenersi idratati.

Acqua di cocco

L'acqua di cocco è naturalmente dolce e ricca di elettroliti, rendendola perfetta per reidratarsi durante le giornate calde. Può essere consumata da sola o aggiunta a frullati e cocktail analcolici.

Frullato verde

Frullare insieme spinaci freschi, banana, ananas, succo d'arancia e latte di mandorla. È una bevanda nutriente e rinfrescante, ricca di vitamine e minerali.

Mocktail estivo

Preparare un mocktail utilizzando acqua frizzante, succo di lime, sciroppo di agave e foglie di menta. Mescolare gli ingredienti e servire con ghiaccio per una bevanda frizzante e rinfrescante.

Spuntini salati e leggeri

Gli spuntini salati possono essere altrettanto rinfrescanti e soddisfacenti durante l'estate. Ecco alcune idee:

Gazpacho

Il gazpacho è una zuppa fredda a base di pomodori, cetrioli, peperoni, cipolla e aglio. Frullare tutti gli ingredienti insieme con un po' di aceto di vino rosso e olio d'oliva, e servire freddo. È uno spuntino leggero e rinfrescante, ricco di vitamine.

Popcorn aromatizzati

Preparare popcorn fatti in casa e condirli con spezie come paprika, pepe di cayenna o erbe essiccate. È uno snack leggero e croccante, perfetto per uno spuntino veloce.

Edamame

L'edamame è un'ottima fonte di proteine vegetali. Far bollire i baccelli di edamame e condirli con sale marino. Servire caldo o freddo come spuntino nutriente e rinfrescante.

Involtini di lattuga

Utilizzare foglie di lattuga come base e farcirle con hummus, avocado, pomodorini e cetrioli. Arrotolare e servire per uno snack leggero e croccante.

Uova sode

Le uova sode sono facili da preparare e ricche di proteine. Tagliarle a metà e condirle con un pizzico di sale e pepe o un po' di salsa di avocado per un tocco di sapore in più.

Conclusione

Gli snack e le bevande rinfrescanti sono essenziali per mantenere l'energia e l'idratazione durante le giornate estive. Scegliendo opzioni nutrienti come frutta fresca, yogurt, hummus e verdure, insieme a bevande come acqua aromatizzata, tè freddo e smoothie, è possibile affrontare il caldo con leggerezza e gusto. La varietà di queste opzioni non solo soddisfa diverse preferenze alimentari, ma fornisce anche i nutrienti essenziali per il benessere generale. Con un po' di pianificazione e creatività, è possibile godere di snack e bevande deliziosi e rinfrescanti,

perfetti per l'estate.

Dessert sani e gustosi

Godersi un dessert delizioso non significa dover rinunciare a un'alimentazione sana ed equilibrata. Durante l'estate, quando il desiderio di dolci rinfrescanti e leggeri aumenta, è possibile preparare dessert che soddisfano la voglia di dolce senza compromettere la salute. In questa sezione, esploreremo una varietà di dessert sani e gustosi, perfetti per un pubblico femminile ampio e diversificato. Queste ricette sono facili da preparare, nutrienti e ideali per la stagione estiva.

L'importanza di dessert sani

I dessert possono essere una parte equilibrata di una dieta sana se preparati con ingredienti nutrienti. Utilizzando frutta fresca, yogurt, noci e dolcificanti naturali, è possibile creare dolci che non solo soddisfano il palato, ma forniscono anche vitamine, minerali e antiossidanti. Scegliere ingredienti di alta qualità e evitare zuccheri raffinati e grassi saturi è fondamentale per mantenere un'alimentazione salutare.

Dessert a base di frutta

La frutta è naturalmente dolce e ricca di nutrienti, rendendola l'ingrediente perfetto per dessert sani e rinfrescanti.

Macedonia di frutta estiva

Ingredienti: anguria, melone, fragole, mirtilli, pesche, foglie di menta, succo di lime.

Preparazione: Tagliare tutta la frutta a pezzi e mescolarla in una ciotola grande. Aggiungere foglie di menta tritate e succo di lime per un tocco di freschezza. Servire fredda.

Spiedini di frutta

Ingredienti: ananas, kiwi, fragole, uva, melone, yogurt greco, miele.

Preparazione: Tagliare la frutta a pezzi e infilzarla su spiedini di legno. Servire con una salsa di yogurt greco e miele per intingere.

Sorbetto all'anguria

Ingredienti: anguria, succo di limone, miele.

Preparazione: Frullare l'anguria con il succo di limone e il miele. Versare il composto in una gelatiera o in un contenitore e congelare, mescolando ogni ora fino a ottenere la consistenza desiderata.

Dessert a base di yogurt

Lo yogurt è un ingrediente versatile che può essere utilizzato per creare una varietà di dessert leggeri e nutrienti.

Parfait di yogurt e granola

Ingredienti: yogurt greco, granola integrale, frutta fresca (come fragole, mirtilli, kiwi), miele.

Preparazione: In un bicchiere o una ciotola, alternare strati di yogurt, granola e frutta fresca. Completare con un filo di miele.

Gelato allo yogurt

Ingredienti: yogurt greco, frutta congelata (come fragole, mango, banana), miele.

Preparazione: Frullare lo yogurt con la frutta congelata e il miele fino a ottenere una consistenza cremosa. Congelare per un'ora prima di servire.

Tartufi di yogurt e cocco

Ingredienti: yogurt greco, cocco grattugiato, miele, vaniglia.

Preparazione: Mescolare lo yogurt con il cocco grattugiato, il miele e la vaniglia. Formare delle palline e rotolarle nel cocco grattugiato extra. Conservare in frigorifero fino al momento di servire.

Dessert al forno leggeri

Anche i dessert al forno possono essere sani se preparati con ingredienti integrali e naturali.

Muffin integrali ai mirtilli

Ingredienti: farina integrale, mirtilli freschi, yogurt greco, miele, uova, lievito, vaniglia.

Preparazione: Mescolare la farina integrale con il lievito. In un'altra ciotola, sbattere le uova con lo yogurt, il miele e la vaniglia. Unire gli ingredienti secchi a quelli umidi e aggiungere i mirtilli. Versare il composto in stampi per muffin e cuocere a 180°C per 20-25 minuti.

Torta di mele e cannella

Ingredienti: mele, farina di mandorle, farina integrale, uova, olio di cocco, miele, cannella, lievito.

Preparazione: Mescolare la farina di mandorle e quella integrale con il lievito e la cannella. In un'altra ciotola, sbattere le uova con l'olio di cocco e il miele. Unire gli ingredienti secchi a quelli umidi e aggiungere le mele a fette. Versare in una teglia e cuocere a 180°C per 30-35 minuti.

Brownies al cacao e zucchine

Ingredienti: zucchine grattugiate, farina integrale, cacao in polvere, miele, uova, olio di cocco, vaniglia, lievito.

Preparazione: Mescolare le zucchine grattugiate con le uova, l'olio di cocco, il miele e la vaniglia. In un'altra ciotola, combinare la farina integrale, il cacao e il lievito. Unire gli ingredienti secchi a quelli umidi e mescolare bene. Versare in una teglia e cuocere a 180°C per 25-30 minuti.

Dolci al cucchiaio

I dolci al cucchiaio sono perfetti per chi cerca un dessert cremoso e rinfrescante.

Chia pudding

Ingredienti: semi di chia, latte di mandorla, vaniglia, miele, frutta fresca.

Preparazione: Mescolare i semi di chia con il latte di mandorla, la vaniglia e il miele. Lasciare riposare in frigorifero per almeno 2 ore o tutta la notte. Servire con frutta fresca.

Mousse di avocado e cacao

Ingredienti: avocado maturo, cacao in polvere, miele, vaniglia.

Preparazione: Frullare l'avocado con il cacao, il miele e la vaniglia fino a ottenere una consistenza liscia. Raffreddare in frigorifero per almeno un'ora prima di servire.

Panna cotta al cocco

Ingredienti: latte di cocco, gelatina, miele, vaniglia, frutti di bosco.

Preparazione: Riscaldare il latte di cocco con il miele e la vaniglia. Aggiungere la gelatina sciolta e mescolare bene. Versare in stampini e refrigerare per almeno 4 ore. Servire con frutti di bosco freschi.

Gelati e ghiaccioli fatti in casa

I gelati e i ghiaccioli fatti in casa sono perfetti per rinfrescarsi durante le giornate estive.

Ghiaccioli alla frutta

Ingredienti: frutta fresca (come fragole, kiwi, mango), succo di frutta naturale, miele.

Preparazione: Frullare la frutta con il succo e il miele. Versare il composto in stampi per ghiaccioli e congelare.

Gelato alla banana e burro di arachidi

Ingredienti: banane congelate, burro di arachidi, vaniglia.

Preparazione: Frullare le banane congelate con il burro di arachidi e la vaniglia fino a ottenere una consistenza cremosa. Congelare per un'ora prima di servire.

Granita al limone

Ingredienti: succo di limone, acqua, miele, menta fresca.

Preparazione: Mescolare il succo di limone con l'acqua e il miele. Versare in una teglia e congelare, mescolando ogni 30 minuti fino a ottenere una consistenza granulosa. Servire con foglie di menta.

I dessert sani e gustosi sono perfetti per soddisfare la voglia di dolce durante l'estate senza compromettere la salute. Con una varietà di opzioni a base di frutta, yogurt, cereali integrali e dolcificanti naturali, è possibile creare dolci deliziosi e nutrienti che piacciono a tutti. Sperimentare con ingredienti freschi e di stagione non solo rende i dessert più gustosi, ma aiuta anche a mantenere una dieta equilibrata e ricca di nutrienti essenziali. Con un po' di creatività e pianificazione, i dessert estivi possono diventare un momento di piacere e benessere, perfetti per concludere ogni pasto con dolcezza.

Strategie per mantenere la motivazione

Benefici a lungo termine della dieta antinfiammatoria

Seguire una dieta antinfiammatoria non offre solo vantaggi immediati come maggiore energia e benessere, ma comporta anche una serie di benefici a lungo termine che possono migliorare la qualità della vita e promuovere la salute generale. Questa sezione esplorerà i numerosi vantaggi duraturi di adottare uno stile alimentare antinfiammatorio, con un occhio di riguardo alle esigenze di un pubblico femminile ampio e diversificato.

Miglioramento della salute cardiovascolare

Uno dei principali benefici a lungo termine della dieta antinfiammatoria è il miglioramento della salute cardiovascolare. Gli alimenti ricchi di antiossidanti, fibre e grassi sani, come frutta, verdura, noci, semi e pesce, contribuiscono a ridurre l'infiammazione nelle arterie. Questo può portare a una diminuzione dei livelli di colesterolo LDL (colesterolo cattivo) e dei trigliceridi, e a un aumento del colesterolo HDL (colesterolo buono). Di conseguenza, si riduce il rischio di sviluppare malattie cardiache, ictus e ipertensione.

Riduzione del rischio di malattie croniche

L'infiammazione cronica è stata collegata a una serie di malattie a lungo termine, tra cui diabete di tipo 2, artrite, malattie autoimmuni e alcuni tipi di cancro. Una dieta antinfiammatoria aiuta a mantenere i livelli di infiammazione sotto controllo, riducendo il rischio di queste malattie. Gli alimenti come il pesce ricco di omega-3, le verdure a foglia verde, i frutti di bosco e l'olio d'oliva contengono composti che combattono l'infiammazione e proteggono le cellule dai danni.

Gestione del peso e miglioramento del metabolismo

Mantenere un peso sano è più facile con una dieta antinfiammatoria. Gli alimenti integrali e ricchi di fibre aiutano a sentirsi sazi più a lungo, riducendo il desiderio di spuntini poco salutari e di eccessi calorici. Inoltre, alimenti come i cereali integrali, le verdure e le proteine magre promuovono un metabolismo efficiente, aiutando il corpo a bruciare calorie in modo più efficace. Questo non solo aiuta nella gestione del peso, ma migliora anche la composizione corporea e la distribuzione del grasso.

Salute della pelle e anti-invecchiamento

Gli alimenti antinfiammatori sono ricchi di antiossidanti e nutrienti che possono migliorare la salute della pelle e rallentare il processo di invecchiamento. Frutta e verdura colorate, come carote, pomodori, peperoni e agrumi, forniscono vitamine A e C, essenziali per la produzione di collagene e la rigenerazione cellulare. I grassi sani, come quelli presenti nell'avocado e nelle noci, mantengono la pelle idratata e elastica. Inoltre, riducendo l'infiammazione, si può prevenire l'insorgenza di condizioni cutanee come acne, rosacea e psoriasi.

Salute mentale e cognitiva

Una dieta ricca di nutrienti antinfiammatori ha effetti positivi anche sulla salute mentale e cognitiva. Gli acidi grassi omega-3 presenti nel pesce grasso, nei semi di lino e nelle noci sono cruciali per la salute del cervello, migliorando la memoria e riducendo il rischio di malattie neurodegenerative come l'Alzheimer. Inoltre, una dieta equilibrata e ricca di nutrienti essenziali può migliorare l'umore e ridurre il rischio di depressione e ansia. La serotonina, un neurotrasmettitore che regola l'umore, è influenzata dall'assunzione di triptofano, presente in alimenti come tacchino, noci e semi.

Miglioramento della salute digestiva

Una dieta antinfiammatoria favorisce una digestione sana e può prevenire disturbi digestivi come il gonfiore, la sindrome dell'intestino irritabile e la stitichezza. Gli alimenti ricchi di fibre, come frutta, verdura, legumi e cereali integrali, promuovono la regolarità intestinale e nutrono il microbioma intestinale, che svolge un ruolo cruciale nella salute generale. Inoltre, alimenti fermentati come yogurt, kefir e kimchi contengono probiotici che migliorano la flora

intestinale e rinforzano il sistema immunitario.

Prevenzione dell'osteoporosi

Per le donne, in particolare, la salute delle ossa è una preoccupazione importante. Una dieta antinfiammatoria può contribuire a mantenere ossa forti e prevenire l'osteoporosi. Alimenti ricchi di calcio e vitamina D, come latticini, verdure a foglia verde e pesce grasso, sono essenziali per la salute delle ossa. Inoltre, alimenti ricchi di magnesio e vitamina K, presenti in noci, semi e verdure a foglia verde, giocano un ruolo cruciale nell'assorbimento del calcio e nella formazione ossea.

Energia sostenibile

Una dieta equilibrata e antinfiammatoria fornisce energia sostenibile durante tutto il giorno. Gli zuccheri raffinati e i carboidrati semplici possono causare picchi e cali di zucchero nel sangue, portando a sensazioni di stanchezza e irritabilità. Al contrario, i carboidrati complessi, le proteine magre e i grassi sani forniscono energia a lungo termine e aiutano a mantenere i livelli di zucchero nel sangue stabili. Questo si traduce in una maggiore resistenza e produttività, sia fisica che mentale.

Sostegno al sistema immunitario

Un'alimentazione ricca di antiossidanti, vitamine e minerali rinforza il sistema immunitario, rendendo il corpo più resistente alle infezioni e alle malattie. Frutta e verdura, in particolare quelle ricche di vitamina C come agrumi, kiwi e fragole, aiutano a rafforzare le difese immunitarie. Inoltre, alimenti come aglio, zenzero e curcuma hanno proprietà antimicrobiche e antinfiammatorie che possono migliorare la risposta immunitaria.

Longevità e qualità della vita

Adottare una dieta antinfiammatoria può contribuire a una vita più lunga e di migliore qualità. Riducendo il rischio di malattie croniche, migliorando la salute mentale e fisica, e promuovendo un peso sano, questa dieta supporta un invecchiamento sano e attivo. Gli studi hanno dimostrato che le persone che seguono una dieta ricca di nutrienti essenziali e povera di cibi processati tendono a vivere più a lungo e con una migliore qualità della vita.

I benefici a lungo termine di una dieta antinfiammatoria sono molteplici e profondi. Dalla salute cardiovascolare alla prevenzione delle malattie croniche, dalla gestione del peso alla salute mentale e digestiva, questa dieta offre un approccio equilibrato e sostenibile per migliorare la qualità della vita. Con un po' di pianificazione e attenzione alla scelta degli alimenti, è possibile godere di questi benefici duraturi e vivere una vita più sana e soddisfacente. Adottare una dieta antinfiammatoria non è solo una scelta alimentare, ma un investimento nel proprio benessere a lungo termine.

Come evitare le tentazioni

Mantenere una dieta sana e antinfiammatoria può essere una sfida, soprattutto quando si è circondati da tentazioni alimentari. Che si tratti di dolci zuccherati, cibi fritti o snack salati, le tentazioni possono compromettere i tuoi sforzi per mantenere uno stile di vita salutare. Tuttavia, con alcune strategie pratiche e una mentalità positiva, è possibile evitare le tentazioni e rimanere sulla buona strada. In questa sezione, esploreremo vari modi per gestire e superare le tentazioni, mantenendo la tua dieta equilibrata e nutritiva.

Comprendere le tentazioni

Il primo passo per evitare le tentazioni è capire cosa le provoca. Le tentazioni possono derivare da vari fattori, tra cui:

Emozioni: Spesso si ricorre al cibo per confortarsi quando si è stressati, tristi o annoiati.

Ambiente: Essere circondati da cibi non salutari, sia a casa che al lavoro, può aumentare le tentazioni.

Abitudini: Abitudini alimentari consolidate nel tempo possono rendere difficile resistere a determinati cibi.

Fame: La fame intensa può portare a scelte alimentari impulsive e meno salutari.

Strategie pratiche per evitare le tentazioni

Pianificare i pasti e gli spuntini

Pianificare i pasti e gli spuntini in anticipo aiuta a evitare decisioni impulsive. Prepara una lista della spesa e assicurati di avere sempre a disposizione opzioni sane e nutrienti. Portare con sé spuntini salutari come frutta, noci o yogurt può aiutare a evitare tentazioni quando si è fuori casa.

Mantenere una dispensa sana

Tieni a casa solo cibi sani e nutrienti. Elimina o riduci al minimo la presenza di cibi processati e zuccherati. Quando la tua dispensa è piena di opzioni salutari, sarà più facile

fare scelte alimentari corrette.

Gestire le porzioni

Anche i cibi salutari possono diventare non salutari se consumati in eccesso. Utilizza piatti più piccoli e cerca di essere consapevole delle porzioni. Mangiare lentamente e gustare ogni boccone può aiutare a sentirsi sazi con meno cibo.

Imparare a riconoscere la fame vera

Differenziare tra fame fisica ed emotiva è essenziale. La fame fisica si sviluppa gradualmente e può essere soddisfatta con qualsiasi cibo nutriente. La fame emotiva, invece, è improvvisa e spesso legata a specifici desideri di cibo. Prima di mangiare, chiediti se sei veramente affamato o se stai cercando di soddisfare un bisogno emotivo.

Creare routine alimentari

Stabilire routine regolari per i pasti e gli spuntini può aiutare a mantenere un'alimentazione equilibrata e prevenire tentazioni. Mangiare a intervalli regolari mantiene i livelli di zucchero nel sangue stabili e riduce la possibilità di attacchi di fame.

Gestire lo stress in modo sano

Poiché lo stress è una delle principali cause di alimentazione emotiva, trovare modi sani per gestirlo è fondamentale. Pratiche come la meditazione, lo yoga, l'esercizio fisico e il tempo trascorso all'aperto possono aiutare a ridurre lo stress e migliorare il benessere generale.

Strategie mentali e comportamentali

Impostare obiettivi realistici

Stabilire obiettivi raggiungibili e realistici può aiutare a mantenere la motivazione. Invece di cercare di evitare completamente un determinato cibo, cerca di limitarne il consumo e concentrati su una dieta complessivamente equilibrata.

Sviluppare una mentalità positiva

Invece di vedere la dieta come una restrizione, considerala come un modo per nutrire e prendersi cura del proprio corpo. Coltivare una mentalità positiva verso il cibo e la propria salute può rendere più facile fare scelte salutari.

Trovare alternative sane

Sostituire i cibi tentatori con alternative più sane può aiutare a soddisfare le voglie senza compromettere la dieta. Ad esempio, se hai voglia di qualcosa di dolce, opta per frutta fresca o yogurt con miele. Se desideri uno snack salato, scegli popcorn fatti in casa o verdure con hummus.

Essere gentili con se stessi

Nessuno è perfetto e occasionalmente cedere a una tentazione non significa fallire. È importante essere gentili con se stessi e non sentirsi in colpa. Se cedi a una tentazione, riconosci l'episodio, impara da esso e torna subito alle tue abitudini alimentari sane.

Supporto sociale e ambientale

Coinvolgere amici e familiari

Avere il supporto di amici e familiari può fare una grande differenza. Condividi i tuoi obiettivi alimentari con le persone vicine a te e chiedi il loro sostegno. Avere un partner con cui condividere le sfide e i successi può aumentare la motivazione e rendere l'esperienza più piacevole.

Ambiente di lavoro sano

Creare un ambiente di lavoro che supporti le scelte alimentari sane è fondamentale. Porta il pranzo da casa e tieni a portata di mano spuntini salutari. Evita le macchinette automatiche e, se possibile, cerca di influenzare le opzioni di ristorazione aziendale per includere opzioni più sane.

Partecipare a gruppi di supporto

Partecipare a gruppi di supporto, sia online che di persona, può offrire un ulteriore livello di motivazione e aiuto. Condividere esperienze, ricette e consigli con persone che hanno obiettivi simili può essere molto utile.

Creare abitudini alimentari sostenibili

Educazione alimentare

Informarsi sugli alimenti e sulla nutrizione può aiutare a fare scelte più consapevoli. Capire come certi alimenti influenzano il corpo e la mente può motivare a fare scelte

più sane.

Sperimentare in cucina

Cucina e prepara pasti gustosi e salutari può essere un'attività divertente e gratificante. Sperimenta nuove ricette e ingredienti per mantenere la dieta interessante e varia. Preparare i pasti in casa ti dà il controllo sugli ingredienti e ti permette di evitare cibi processati e zuccheri aggiunti.

Bilanciare indulgere e moderazione

È importante trovare un equilibrio tra indulgere e moderazione. Concedersi occasionalmente un piacere può rendere più facile mantenere una dieta sana a lungo termine. La chiave è la moderazione e il controllo delle porzioni.

Evitare le tentazioni alimentari richiede una combinazione di strategie pratiche, mentali e comportamentali. Pianificare i pasti, mantenere una dispensa sana, gestire lo stress e creare un ambiente di supporto sono tutti passi importanti per mantenere una dieta equilibrata e antinfiammatoria.

Ricordare che è normale cedere occasionalmente alle tentazioni e che l'importante è tornare subito alle buone abitudini. Con pazienza, consapevolezza e determinazione, è possibile evitare le tentazioni e mantenere uno stile di vita sano e soddisfacente.

Incorporare l'esercizio fisico leggero e lo stile di vita attivo

Adottare uno stile di vita attivo e incorporare l'esercizio fisico leggero nella propria routine quotidiana è fondamentale per mantenere il benessere fisico e mentale, soprattutto quando si segue una dieta antinfiammatoria. L'attività fisica non deve necessariamente essere intensa o impegnativa; anche esercizi leggeri e semplici possono apportare numerosi benefici alla salute. In questa sezione, esploreremo come integrare l'esercizio fisico leggero nella vita di tutti i giorni e i vantaggi di mantenere uno stile di vita attivo, tenendo conto delle esigenze di un pubblico femminile ampio e diversificato.

Benefici dell'esercizio fisico leggero

L'esercizio fisico leggero offre una vasta gamma di benefici per la salute. Tra questi:

Miglioramento della circolazione sanguigna: Attività come camminare, fare stretching o yoga possono aiutare a migliorare la circolazione, riducendo il rischio di malattie cardiovascolari.

Riduzione dello stress: L'esercizio fisico stimola la produzione di endorfine, note come gli "ormoni della felicità", che aiutano a ridurre lo stress e migliorare l'umore.

Aumento dell'energia: Attività leggere come una passeggiata quotidiana possono aumentare i livelli di energia e combattere la stanchezza.

Miglioramento della flessibilità e della forza muscolare: Esercizi leggeri come lo yoga o il pilates possono migliorare la flessibilità, la forza e l'equilibrio.

Supporto al controllo del peso: Anche attività fisiche leggere possono contribuire a mantenere un peso sano, bruciando calorie e migliorando il metabolismo.

Strategie per incorporare l'esercizio fisico leggero nella routine quotidiana

Camminare di più

Camminare è uno degli esercizi più semplici e accessibili. Può essere fatto ovunque e non richiede attrezzature speciali. Puoi iniziare con una passeggiata di 20-30 minuti al giorno e aumentare gradualmente la durata e la velocità. Camminare all'aperto, magari in un parco o lungo un percorso naturale, non solo migliora la forma fisica, ma offre anche benefici mentali grazie al contatto con la natura.

Utilizzare le scale

Scegliere di salire le scale invece di prendere l'ascensore è un modo semplice per aumentare l'attività fisica quotidiana. Le scale aiutano a tonificare i muscoli delle gambe e migliorano la resistenza cardiovascolare.

Fare stretching regolarmente

Lo stretching aiuta a migliorare la flessibilità e riduce la tensione muscolare. Dedica alcuni minuti ogni mattina e sera a esercizi di stretching, concentrandoti su tutte le principali aree del corpo. Questo può anche prevenire infortuni e migliorare la postura.

Praticare lo yoga o il pilates

Yoga e pilates sono ottimi esercizi per rafforzare i muscoli, migliorare la flessibilità e ridurre lo stress. Puoi seguire lezioni in un centro specializzato o utilizzare video online per praticare a casa. Anche sessioni di 15-30 minuti possono fare una grande differenza nel tuo benessere quotidiano.

Svolgere attività domestiche

Le attività domestiche come pulire, lavare i piatti, fare il giardinaggio e cucinare possono contribuire al tuo livello di attività fisica. Prova a fare queste attività con energia e intenzione, trasformandole in mini sessioni di esercizio.

Integrare l'esercizio fisico leggero nella vita sociale

Attività di gruppo

Partecipare a gruppi di camminata, lezioni di yoga o club di ballo può rendere l'esercizio fisico più divertente e sociale. Condividere l'attività fisica con amici o familiari aumenta la motivazione e rende più piacevole il tempo trascorso insieme.

Eventi attivi

Pianifica eventi attivi con amici e familiari, come escursioni, gite in bicicletta o giornate in spiaggia. Queste attività non solo offrono esercizio fisico, ma creano anche ricordi piacevoli e rafforzano i legami sociali.

Mantenere la motivazione

Stabilire obiettivi realistici

Fissare obiettivi raggiungibili e realistici è fondamentale per mantenere la motivazione. Inizia con piccoli obiettivi, come camminare per 10 minuti al giorno, e aumentali gradualmente man mano che diventi più forte e più sicura di te.

Monitorare i progressi

Tenere traccia dei tuoi progressi può essere molto motivante. Utilizza un diario, un'app di fitness o un contapassi per monitorare l'attività fisica e celebrare i traguardi raggiunti.

Varietà nell'esercizio

Variare le attività fisiche mantiene l'esercizio interessante e stimolante. Prova nuove attività come il nuoto, il ballo o il tai chi per trovare quello che ti piace di più e che ti motiva a muoverti.

Benefici specifici per il pubblico femminile

Salute delle ossa

L'esercizio fisico leggero, come camminare e fare yoga, aiuta a mantenere le ossa forti e a prevenire l'osteoporosi, una condizione comune nelle donne. L'attività fisica regolare stimola la formazione ossea e riduce il rischio di fratture.

Benessere emotivo

Le donne spesso gestiscono molte responsabilità e stress nella vita quotidiana. L'esercizio fisico leggero è un modo efficace per rilassarsi, ridurre l'ansia e migliorare l'umore. Attività come lo yoga e la meditazione sono particolarmente benefiche per il benessere emotivo.

Supporto alla gestione del peso

Mantenere un peso sano è importante per la salute generale e può aiutare a prevenire malattie croniche come il diabete di tipo 2 e le malattie cardiache. L'esercizio fisico leggero, combinato con una dieta equilibrata, è un modo efficace per gestire il peso in modo sostenibile.

Incorporare l'esercizio nella routine quotidiana

Fare pause attive

Durante la giornata lavorativa, prendi brevi pause per alzarti e muoverti. Fare stretching, camminare intorno all'ufficio o fare qualche esercizio leggero può aiutare a mantenere l'energia e la concentrazione.

Incorporare l'esercizio nei trasporti

Se possibile, cammina o vai in bicicletta al lavoro, a scuola o per fare commissioni. Questo non solo aumenta l'attività fisica, ma riduce anche l'impatto ambientale.

Creare una routine mattutina o serale

Inizia o termina la giornata con una breve sessione di esercizio fisico. Anche 10-15 minuti di stretching, yoga o camminata possono fare una grande differenza nel tuo benessere generale.

Incorporare l'esercizio fisico leggero e mantenere uno stile di vita attivo è essenziale per il benessere a lungo termine. Con una varietà di attività semplici e accessibili, è possibile migliorare la salute cardiovascolare, ridurre lo stress, aumentare l'energia e supportare la gestione del peso. Sperimentare diverse forme di esercizio e trovare ciò che piace di più può rendere l'attività fisica una parte piacevole e gratificante della routine quotidiana. Adottare un approccio positivo e realistico all'esercizio fisico leggero può

portare a benefici duraturi e a una vita più sana e
soddisfacente.

Conclusioni

Riflessioni finali

Concludere un percorso dedicato alla dieta antinfiammatoria e a uno stile di vita sano ci porta a riflettere sui numerosi benefici che questo approccio può offrire. Abbiamo esplorato come una dieta equilibrata, l'attività fisica leggera e la gestione dello stress possano contribuire significativamente al nostro benessere generale. Ora, nelle riflessioni finali, è importante considerare come mettere in pratica questi principi nella vita quotidiana, affrontare le sfide e mantenere la motivazione a lungo termine.

L'importanza di un approccio olistico

Un aspetto fondamentale emerso in questo percorso è l'importanza di un approccio olistico alla salute. Non si tratta solo di seguire una dieta specifica o fare esercizio fisico, ma di integrare vari aspetti della vita per creare un equilibrio. Questo significa considerare non solo ciò che mangiamo, ma anche come viviamo, come gestiamo lo stress, come dormiamo e come ci relazioniamo con gli altri.

Adattabilità e flessibilità

Un altro elemento chiave è la capacità di adattarsi e essere flessibili. La vita è piena di imprevisti e non sempre è possibile seguire alla lettera un piano alimentare o di esercizio fisico. Imparare a essere flessibili, fare delle scelte consapevoli anche in situazioni non ideali, e non farsi scoraggiare dagli occasionali scivoloni è fondamentale. L'obiettivo è la consistenza nel lungo periodo, non la perfezione.

La forza delle abitudini

Costruire abitudini sane è una delle strategie più efficaci per mantenere un cambiamento a lungo termine. Le abitudini si formano attraverso la ripetizione e possono diventare una seconda natura, rendendo più facile mantenere uno stile di vita sano senza doverci pensare troppo. Inizia con piccoli cambiamenti, come aggiungere una porzione di verdura a ogni pasto o fare una breve passeggiata ogni giorno, e costruisci gradualmente.

Motivazione e obiettivi

Mantenere la motivazione può essere una sfida, ma fissare obiettivi chiari e realistici può aiutare. Questi obiettivi dovrebbero essere specifici, misurabili, raggiungibili, rilevanti e temporizzati (SMART). Ad esempio, invece di dire "voglio mangiare più sano", un obiettivo SMART potrebbe essere "voglio aggiungere una porzione di verdura a pranzo e cena ogni giorno per il prossimo mese". Celebrando i piccoli successi lungo il percorso, è possibile mantenere alta la motivazione.

Supporto sociale

Il supporto sociale è cruciale per mantenere uno stile di vita sano. Condividere i propri obiettivi con amici e familiari, unirsi a gruppi di supporto o partecipare a comunità online può offrire sostegno emotivo e pratico. Inoltre, coinvolgere gli altri nelle proprie attività salutari, come cucinare insieme o fare esercizio fisico, può rendere il processo più piacevole e meno solitario.

Auto-compassione

Essere gentili con se stessi è essenziale. Tutti affrontano momenti difficili e fare errori è parte del processo di apprendimento. Praticare l'auto-compassione significa riconoscere le proprie imperfezioni senza giudicarsi duramente, e rispondere con gentilezza e comprensione. Questo atteggiamento aiuta a mantenere una mentalità positiva e a riprendersi più rapidamente dai momenti di difficoltà.

Educazione continua

L'educazione continua su alimentazione, salute e benessere è fondamentale. Le conoscenze scientifiche evolvono e rimanere informati permette di adattare il proprio stile di vita in modo efficace. Leggere libri, seguire esperti di salute e partecipare a workshop può arricchire la comprensione e offrire nuove idee per migliorare.

Gestione dello stress

La gestione dello stress è una componente critica di uno stile di vita sano. Tecniche come la meditazione, la respirazione profonda, lo yoga e il tempo trascorso all'aperto possono ridurre significativamente lo stress. È importante trovare ciò che funziona meglio per ciascuno e incorporarlo nella routine quotidiana.

L'importanza del sonno

Il sonno è spesso trascurato ma è vitale per il benessere generale. Una buona qualità del sonno supporta la salute mentale, fisica e il funzionamento quotidiano. Creare una routine serale rilassante, mantenere un ambiente di sonno confortevole e limitare l'uso di dispositivi elettronici prima di dormire possono migliorare la qualità del sonno.

Equilibrio tra lavoro e vita privata

Mantenere un equilibrio tra lavoro e vita privata è cruciale per la salute. Troppo lavoro può portare a stress e burnout, mentre avere tempo per le passioni personali, la famiglia e gli amici contribuisce al benessere. Imparare a gestire il tempo e stabilire dei confini può aiutare a mantenere questo equilibrio.

Adottare e mantenere uno stile di vita sano richiede un impegno costante, ma i benefici a lungo termine sono incommensurabili. La dieta antinfiammatoria, l'esercizio fisico leggero, la gestione dello stress e l'auto-compassione sono tutti elementi che contribuiscono al benessere globale. Ricordare che ogni piccolo passo verso uno stile di vita più sano è un passo nella giusta direzione è fondamentale. Con pazienza, flessibilità e il giusto supporto, è possibile costruire abitudini che durano nel tempo e migliorano significativamente la qualità della vita.

Invito all'azione e suggerimenti per il futuro

Dopo aver esplorato i numerosi benefici di una dieta antinfiammatoria e uno stile di vita sano, è il momento di passare all'azione. Adottare queste pratiche nella vita quotidiana può sembrare una sfida, ma con i giusti strumenti e un approccio graduale, è possibile fare cambiamenti duraturi e significativi. Questo invito all'azione è un incoraggiamento a iniziare oggi stesso il tuo percorso verso un benessere ottimale, con suggerimenti pratici per mantenere la motivazione e progredire nel tempo.

1. Inizia con piccoli passi

Non è necessario cambiare tutto subito. Inizia con piccoli passi che puoi gestire facilmente. Ecco alcuni suggerimenti:

Aggiungi una porzione di verdura a ogni pasto. Le verdure sono ricche di nutrienti e aiutano a ridurre l'infiammazione.

Sostituisci gli snack poco salutari con opzioni più nutrienti, come frutta fresca, noci o yogurt greco.

Bevi più acqua. Mantenere un'adeguata idratazione è essenziale per la salute generale.

Fai una breve passeggiata ogni giorno. Anche 10 minuti di camminata possono fare una differenza significativa nel tuo benessere.

2. Pianifica e prepara

Una buona pianificazione è la chiave per il successo. Dedica del tempo ogni settimana per pianificare i pasti e preparare gli ingredienti. Questo non solo ti aiuterà a mangiare in modo più sano, ma ti farà anche risparmiare tempo e ridurrà lo stress.

Crea un menù settimanale e fai una lista della spesa basata su di esso.

Prepara gli ingredienti in anticipo, come lavare e tagliare le verdure, cuocere i cereali integrali o le proteine.

Cucina in batch. Preparare grandi quantità di cibo che possono essere refrigerate o congelate per i pasti futuri può semplificare notevolmente la tua routine alimentare.

3. Trova un equilibrio

L'equilibrio è essenziale per mantenere uno stile di vita sano e sostenibile. Non si tratta di essere perfetti, ma di fare scelte consapevoli e trovare un equilibrio che funzioni per te.

Concediti delle indulgenze occasionali. È importante godersi il cibo e non sentirsi privati. Pianifica i tuoi pasti indulgenti e goditeli senza sensi di colpa.

Bilancia l'attività fisica con il riposo. L'esercizio è importante, ma lo è anche il riposo e il recupero. Ascolta il tuo corpo e trova un equilibrio tra movimento e riposo.

Coltiva relazioni positive. Il supporto sociale è cruciale per il benessere emotivo. Circondati di persone che ti sostengono e ti incoraggiano.

4. Mantieni la motivazione

Mantenere la motivazione a lungo termine può essere difficile, ma con alcune strategie, è possibile rimanere sulla giusta strada.

Stabilisci obiettivi realistici e raggiungibili. Gli obiettivi SMART (Specifici, Misurabili, Raggiungibili, Rilevanti, Temporizzati) possono aiutarti a mantenere la direzione.

Traccia i tuoi progressi. Utilizza un diario o un'app per monitorare i tuoi progressi e celebrare i tuoi successi, per quanto piccoli possano sembrare.

Trova ispirazione. Leggi libri, ascolta podcast o segui persone sui social media che condividono il tuo interesse per uno stile di vita sano.

5. Sii gentile con te stessa

Essere gentile con te stessa è essenziale per un cambiamento duraturo. Ricorda che ogni passo avanti, per quanto piccolo, è un progresso.

Non essere troppo critica. Se fai un errore, non scoraggiarti. Impara da esso e continua a muoverti verso i tuoi obiettivi.

Pratica l'auto-compassione. Tratta te stessa con la stessa gentilezza e comprensione che riserveresti a un'amica cara.

Riconosci i tuoi sforzi. Ogni piccolo sforzo conta. Riconosci e apprezza ciò che stai facendo per migliorare la tua salute.

6. Educazione continua

Rimanere informati e aggiornati sulle ultime ricerche e tendenze in materia di salute e nutrizione può aiutarti a mantenere l'interesse e a fare scelte informate.

Partecipa a seminari e workshop. Molte comunità offrono eventi educativi su nutrizione, cucina sana e fitness.

Leggi libri e articoli. Ci sono numerose risorse disponibili che possono fornire approfondimenti e ispirazione.

Segui esperti. Trova esperti di fiducia nel campo della salute e della nutrizione e segui il loro lavoro.

7. Coinvolgi amici e familiari

Coinvolgere le persone a te care può rendere il percorso verso uno stile di vita sano più facile e divertente.

Cucina insieme. Preparare pasti sani insieme può essere un'attività divertente e educativa.

Fai esercizio con gli amici. Camminare, fare yoga o andare in palestra con un amico può aumentare la motivazione e rendere l'attività fisica più piacevole.

Condividi i tuoi progressi. Parlare dei tuoi successi e delle tue sfide con le persone a te vicine può fornire supporto e incoraggiamento.

8. Sperimenta e divertiti

Sperimentare nuove ricette, attività fisiche e tecniche di gestione dello stress può rendere il percorso verso uno stile di vita sano più interessante e stimolante.

Prova nuove ricette. Esplora diversi tipi di cucina e ingredienti per mantenere la tua dieta varia e interessante.

Esplora diverse forme di esercizio. Dal ballo alla camminata, dallo yoga al nuoto, trovare ciò che ti piace di più può rendere l'attività fisica un piacere piuttosto che un obbligo.

Scopri tecniche di rilassamento. Oltre alla meditazione e allo yoga, ci sono molte altre tecniche di rilassamento, come il Tai Chi, il Qi Gong o semplicemente ascoltare musica rilassante.

9. Focalizzati sul benessere globale

Il benessere non riguarda solo la salute fisica, ma anche quella mentale ed emotiva. Prenditi cura di te stessa in modo olistico.

Cura la tua mente. Pratica attività che stimolano la mente, come leggere, fare cruciverba o imparare qualcosa di nuovo.

Cura le tue emozioni. Esprimi le tue emozioni in modo sano, parlando con amici, scrivendo un diario o cercando supporto professionale se necessario.

Cura il tuo spirito. Trova attività che ti danno un senso di pace e soddisfazione, che sia trascorrere del tempo nella natura, meditare o praticare la gratitudine.

Adottare uno stile di vita sano e antinfiammatorio è un viaggio continuo che richiede impegno, flessibilità e una mentalità positiva. Inizia con piccoli cambiamenti, pianifica e prepara i tuoi pasti, trova un equilibrio tra indulgenza e moderazione, mantieni la motivazione con obiettivi realistici, sii gentile con te stessa, continua a educarti, coinvolgi le persone care, sperimenta e divertiti, e focalizzati sul benessere globale. Con queste strategie, puoi costruire una vita sana, equilibrata e soddisfacente. Ora è il momento di agire: fai il primo passo verso il tuo benessere oggi stesso.

Menu settimanale di dieta antinfiammatoria per le vacanze

Questo menu settimanale è pensato per essere facilmente replicato durante le vacanze, con pasti veloci, gustosi e adatti da portare sotto l'ombrellone. Le ricette richiedono pochi elettrodomestici e possono essere preparate in anticipo o rapidamente. Ogni giorno include colazione, pranzo, cena e uno spuntino.

Lunedì

- **Colazione**: Yogurt greco con frutti di bosco e noci
  - Preparazione: Mescolare yogurt greco con una manciata di frutti di bosco freschi e noci tritate.
- **Pranzo**: Insalata di quinoa e verdure
  - Preparazione: Cuocere la quinoa, lasciare raffreddare e mescolare con pomodorini, cetrioli, peperoni, cipolla rossa e un po' di feta. Condire con olio d'oliva e succo di limone.
- **Cena**: Filetto di salmone al cartoccio
  - Preparazione: Avvolgere il salmone in carta stagnola con fette di limone, erbe aromatiche e un filo d'olio d'oliva. Cuocere in forno o su una griglia.
- **Spuntino**: Bastoncini di carote e cetrioli con hummus
  - Preparazione: Tagliare le verdure a bastoncini e servire con hummus.

Martedì

- **Colazione**: Frullato verde
    - ○ Preparazione: Frullare insieme spinaci, banana, mela verde, succo di limone e acqua di cocco.
- **Pranzo**: Wrap di pollo e avocado
    - ○ Preparazione: Farcire una tortilla integrale con fettine di pollo grigliato, avocado, lattuga e pomodorini. Aggiungere una salsa leggera allo yogurt.
- **Cena**: Gamberi alla griglia con insalata di rucola
    - ○ Preparazione: Grigliare i gamberi e servirli su un letto di rucola, conditi con olio d'oliva, succo di lime e pepe.
- **Spuntino**: Frutta fresca (anguria, melone)
    - ○ Preparazione: Tagliare la frutta a pezzi e servire fredda.

Mercoledì

- **Colazione**: Overnight oats con frutta
  - Preparazione: Mescolare fiocchi d'avena con latte di mandorla e lasciare in frigo tutta la notte. Al mattino, aggiungere frutta fresca e semi di chia.
- **Pranzo**: Insalata di tonno e ceci
  - Preparazione: Mescolare ceci in scatola con tonno, cipolla rossa, pomodorini, prezzemolo fresco e condire con olio d'oliva e aceto balsamico.
- **Cena**: Peperoni ripieni di quinoa e verdure
  - Preparazione: Riempire peperoni tagliati a metà con una miscela di quinoa, verdure grigliate e feta. Cuocere in forno.
- **Spuntino**: Mela a fette con burro di mandorle
  - Preparazione: Tagliare la mela a fette e servire con burro di mandorle.

Giovedì

- **Colazione**: Smoothie ai frutti di bosco
    - Preparazione: Frullare insieme frutti di bosco, yogurt greco, latte di mandorla e un po' di miele.
- **Pranzo**: Insalata di farro con verdure estive
    - Preparazione: Cuocere il farro, lasciare raffreddare e mescolare con pomodorini, cetrioli, mais e basilico fresco. Condire con olio d'oliva e succo di limone.
- **Cena**: Tacos di pesce
    - Preparazione: Grigliare filetti di pesce bianco e servirli in tortillas integrali con cavolo rosso affettato, avocado e una salsa leggera allo yogurt.
- **Spuntino**: Mandorle tostate
    - Preparazione: Tostare le mandorle in una padella a fuoco medio fino a doratura.

Venerdì

- **Colazione**: Toast di avocado con uova in camicia
  - Preparazione: Schiacciare l'avocado su una fetta di pane integrale tostato e aggiungere un uovo in camicia sopra. Condire con sale e pepe.
- **Pranzo**: Insalata greca
  - Preparazione: Mescolare cetrioli, pomodori, cipolla rossa, olive nere, feta e condire con olio d'oliva e origano.
- **Cena**: Pollo alla griglia con verdure
  - Preparazione: Grigliare petti di pollo e servire con una varietà di verdure grigliate (zucchine, peperoni, melanzane).
- **Spuntino**: Smoothie bowl con granola
  - Preparazione: Frullare frutta congelata con yogurt e latte di mandorla, versare in una ciotola e guarnire con granola e frutta fresca.

Sabato

- **Colazione**: Pancake integrali con frutta
  - Preparazione: Preparare pancake con farina integrale e servire con frutta fresca e un po' di miele.

- **Pranzo**: Poke bowl
  - Preparazione: Riempire una ciotola con riso integrale, avocado, cetrioli, carote grattugiate, edamame e salmone crudo marinato. Condire con salsa di soia e sesamo.

- **Cena**: Spiedini di pollo e verdure
  - Preparazione: Infilzare pezzi di pollo e verdure su spiedini e grigliare. Servire con una salsa allo yogurt.

- **Spuntino**: Yogurt naturale con semi di chia
  - Preparazione: Mescolare yogurt naturale con semi di chia e un po' di miele.

Domenica

- **Colazione**: Frullato tropicale
  - ○ Preparazione: Frullare insieme mango, ananas, banana e latte di cocco.
- **Pranzo**: Gazpacho e insalata di ceci
  - ○ Preparazione: Preparare il gazpacho frullando pomodori, cetrioli, peperoni, cipolla e aglio con olio d'oliva e aceto. Servire con un'insalata di ceci, pomodorini e cetrioli.
- **Cena**: Melanzane ripiene
  - ○ Preparazione: Riempire metà melanzane con una miscela di quinoa, pomodori, cipolla e basilico. Cuocere in forno.
- **Spuntino**: Frutta secca mista
  - ○ Preparazione: Mescolare una varietà di frutta secca come noci, mandorle e nocciole.